Dr. Jörg Zittlau

Das *ALMA* Fitness-Buch

Dr. Jörg Zittlau

Das ALMA Fitness-Buch

Für immer fit!

MOEWIG

Hinweis: Die Anleitungen in diesem Buch sind sorgfältig recherchiert und geprüft worden. Dennoch ist jegliche Haftung für Personen-, Sach- und Vermögensschäden ausgeschlossen, soweit gesetzlich zulässig. Insbesondere handelt es sich bei den Ratschlägen und Empfehlungen dieses Buchs um unverbindliche Auskünfte gemäß § 676 BGB.

www.MOEWIG.de
Originalausgabe

Illustrationen: Uwe Steinmeier
Printed in Germany
ISBN 3-8118-2934-3

Inhaltsverzeichnis

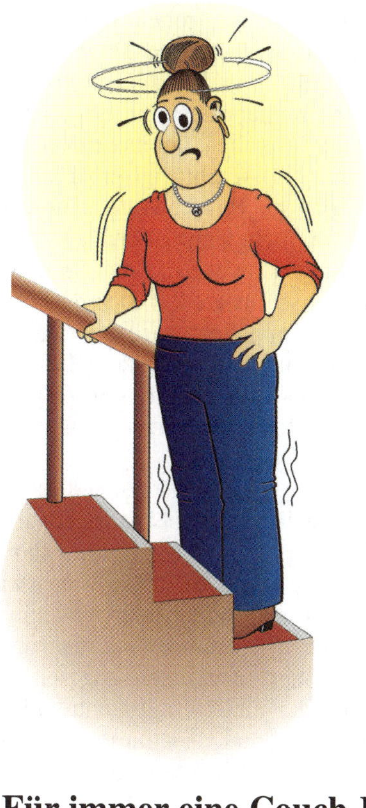

Vorwort: Für immer eine Couch-Potatoe? Alma macht sich ihre Gedanken

Der Super-Gau im Treppenhaus

Das war ein Schock für Alma! Wie immer wollte sie heute Morgen mit dem Fahrstuhl zu ihrem Büro hinauffahren, doch ein Schild auf der Eingangstür signalisierte klar und deutlich: Defekt! Also hieß es die Treppen hinaufstiefeln. Fünf Etagen, das sollte kein Problem sein.

Und so machte sich Alma frohen Mutes mit ihrer Kollegin auf, das Treppenhaus zu erobern. Doch schon beim zweiten Stockwerk spürte sie, wie ihr das Herz bis zum Hals schlug. Immer schneller, immer lauter. Im dritten Stock musste sie sich am Geländer festhalten, um ihre müde werdenden Beine mit einem kräftigem Armzug zu entlasten. Auch das half nicht viel. Ihr ging die Puste aus. An eine Unterhaltung mit ihrer Kollegin war nicht mehr zu denken.
In der fünften Etage kam es dann zum Super-Gau. Alma hustete, und es klang so, als wollten sich die Lungen aus ihrem Körper verabschieden. Alma war fix und fertig, musste sich von der Kollegin auf dem Weg zum Büro stützen lassen! Peinlich. Und Alma dachte in diesem Augenblick ernsthaft daran, die Aufzug-Firma zu verklagen – wegen fahrlässiger Körperverletzung!
Doch jetzt, in ihrem Büro, weist Alma diesen Gedanken von sich: Er ist zu lächerlich! Außerdem erwacht sie langsam wieder zu Leben. Herz und Atem, alles läuft jetzt normal. Doch fassungslos ist sie noch immer. Denn was war geschehen? Alma schaut neidisch zu ihrer Kollegin, die das Treppenhaus erklommen hat, ohne dass man ihr auch nur den Wimpernschlag einer Anstrengung angesehen hätte.
„Wie machst du das nur?", fragt Alma. „Fünf Etagen hoch wie eine Bergziege, und du atmest, als hättest du gerade schön entspannt auf der Parkbank gesessen."
Almas Kollegin zuckt nur mit den Schultern: „Was soll schon sein? Ich mach eben Sport."
„Was denn, Marathon?"
„Nein, nicht so einen Quatsch. Ich halt mich einfach nur fit. Und das könntest du auch."
„Das könntest du auch." Die hat gut reden! Die ist wahrscheinlich schon seit Kindesbeinen mit dem Sport verbändelt, denkt Alma. Ihre letzte sportliche Betätigung liegt schon fast 20 Jahre zurück, irgendwo noch in seligen Schulzeiten. Danach kam nichts mehr. Kein Fahrradfahren, kein Jogging,

kein Schwimmen, allenfalls ein gemächlicher Spaziergang zum Café oder ein Schaufensterbummel. Jetzt mit regelmäßigem Sport zu beginnen ist ungefähr so, als wolle man eine Ente in die Flugkünste eines Adlers einweisen. Oder? Alma überlegt.

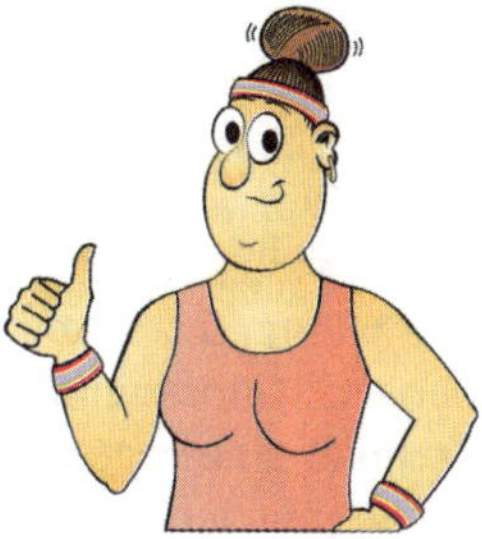

Jeder kann Sport machen! Auch derjenige, der schon mit einem Knoten in den Beinen geboren wurde. Wir müssen ja nicht gleich an einen Marathon denken. Es reicht erst einmal, wenn wir insgesamt eine Stunde pro Woche trainieren. Denn: Auch „sportliches Kleinvieh" frisst etwas vom Speck an unseren Hüften.

Sport ist gesund – ehrlich!

Andererseits hätte es schon seine Vorteile, überlegt sich Alma, wenn man Sport machte. Denn Sport kräftigt das Immunsystem – und die Muskeln, sodass diese als „orthopädische" Stoßdämpfer und Stabilisatoren unserer Bänder, Knochen und Gelenke wirken können. Das Herz wird leistungsfähiger, der kräftige Herzmuskel eines Sportlers ist weniger anfällig für Durchblutungsstörungen und Infarkte. Auch die Verdauung des Sportlers funktioniert besser, weil sie von der umgebenden Bauchmuskulatur abhängig ist – je kräftiger und mobiler diese ist, desto besser kann der Darm den Nahrungsbrei weiter transportieren. Selbst unser Gehirn profitiert

von regelmäßiger Bewegung. Einerseits dadurch, dass Sport die Durchblutung im Gehirn anregt. Andererseits dadurch, dass regelmäßige Bewegung große Areale unserer grauen Zellen in Trab hält. Der alte römische Spruch vom gesunden Geist im gesunden Körper hat noch immer nichts an Wahrheit eingebüßt.
Nicht vergessen darf man schließlich, dass Sport schlank hält. Weniger dadurch, dass man bei ihm mehr Kalorien verbrennt als während des Sitzens vor dem Fernseher oder Computerbildschirm, sondern vor allem dadurch, dass wir beim Laufen, Joggen, Tennisspielen und Rudern Muskelmasse aufbauen, die nicht nur während der Aktion, sondern auch im Ruhezustand einen hohen Kalorienumsatz hat. Mit anderen Worten: Wer sich regelmäßig bewegt, baut Muskelmasse auf, die sich auch ohne Betätigung aus den Kalorien unserer Nahrung bedienen muss. Mit der Folge, dass weniger Kalorien für die Bildung von Fettdepots übrig bleibt.
Und gerade das letzte Argument hat natürlich, so denkt sich Alma mit einem seufzenden Blick auf ihren Speck an Hüften und Oberschenkeln, einiges für sich – ganz zu schweigen von Herzinfarkt und Schlaganfall. Also ran an den Sport!

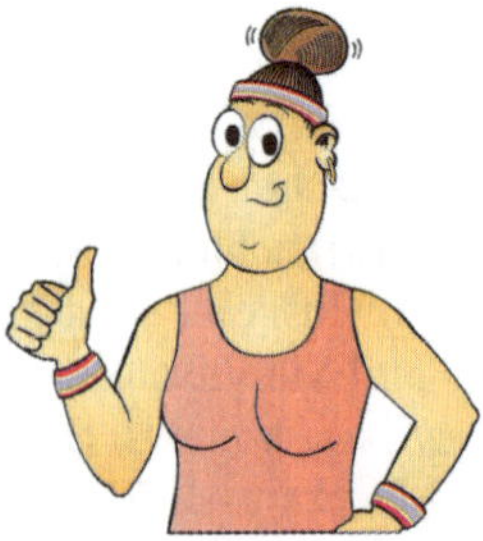

Keine Frage: Wenn er richtig betrieben wird, ist Sport gesund. Gesund für die Knochen und Bänder, gesund für Herz und Kreislauf, gesund für die Verdauung und sogar gesund

für die Seele. Und außerdem hilft er uns beim Abspecken. Haufenweise Argumente also fürs regelmäßige Training. Jetzt heißt es nur noch, die Kurve zu kriegen!

Aber bitte mit System!

Doch zu euphorisch will Alma die Sache nicht angehen. Denn sie hat schon öfter versucht, mit dem Sport anzufangen, und ist jedes Mal kläglich gescheitert. Auch hat sie viele ihrer Freunde und Kollegen dabei beobachtet, wie sie in ihren sportiven Bemühungen gescheitert sind. So etwas sollte Alma diesmal nicht passieren. „Ich mache das Ganze mit System", sagt sie sich. Und das heißt zunächst einmal:

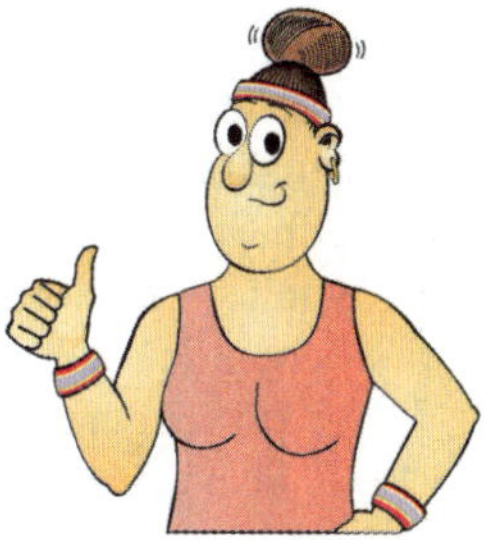

Bevor ich mit irgendeinem Sport beginne, will ich doch erst einmal versuchen, ob es nicht die Möglichkeit gibt, den Alltag mit Bewegung zu füllen.

1. Raus aus der Trägheitsfalle: So bringt Alma Schwung in den Alltag!

So geht die Rechnung wirklich auf!

Wie wichtig es ist, nicht nur Sport zu machen, sondern insgesamt den Alltag bewegungsreicher zu gestalten, soll die folgende Rechnung demonstrieren:

Laut aktuellen Studien bewegt sich der durchschnittliche Bundesbürger gerade mal 20 Minuten pro Tag. Das ist zwar immer noch mehr als das Bewegungsquantum eines US-Amerikaners, dennoch ist es – gelinde gesagt – eine Katastrophe. Wenn wir nämlich diese 20 Minuten auf eine Woche umrechnen, kommen wir auf 20-mal 7 Minuten, also auf 140 Minuten Bewegung pro Woche. Bei so einem Pensum würde sogar ein Faultier wegen Muskelschwund vom Baum kippen! Wenn wir jetzt regelmäßigen Sport – beispielsweise zweimal 20 Minuten Joggen pro Woche – zusätzlich machten, kämen wird auf 180 Minuten wöchentlicher Bewegung. Das klingt gut, ist es aber nicht. Denn zurückgerechnet heißt diese Zahl nichts anderes als 180 : 7, also etwas mehr als 25 Minuten Bewegung pro Tag. Das ist nur unwesentlich besser als die 20 Minuten zuvor. Wer es hingegen schafft, täglich einen Spaziergang von 20 Minuten in den Alltag einzubauen, kommt schon auf tägliche 20 plus 20, also auf 40 Minuten. Das macht in der Woche immerhin 280 Minuten. Das sieht doch schon erheblich besser aus! Daran sieht man deutlich: Wer sich wirklich viel bewegen will, sollte nicht nur Sport treiben, sondern auch seinen Alltag systematisch mit Bewegung durchsetzen.

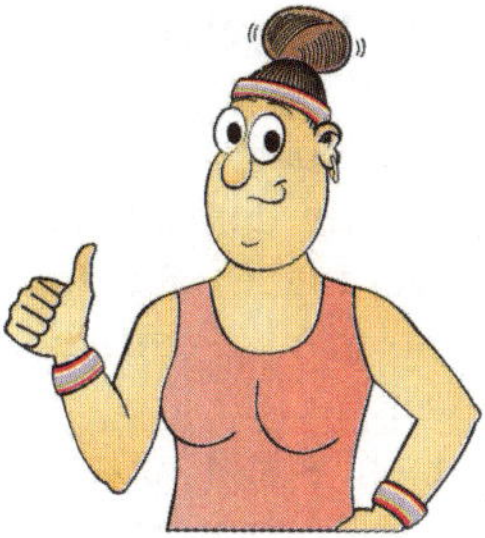

Sport allein macht nicht fit! Nur wer Bewegung in seinen Alltag bringt, kann letzten Endes auf der Fitness-Skala punkten.

Per Pedes statt Mercedes

Es ist nicht schwer, mehr Bewegung in den Alltag einzubauen. Zunächst einmal sollte man sich überlegen, ob man nicht schon den Weg zur Arbeit aktiver gestalten kann, also z.B. das Auto stehen zu lassen und auch Bus und Bahn nur für wirklich lange Strecken zu nutzen, um dafür entweder zu Fuß zu gehen oder mit dem Fahrrad zu fahren. Oder wenigstens den Weg zur S-Bahn-Haltestelle zu Fuß oder per Rad anstatt im Wagen zurückzulegen.

Alma erinnert sich in diesem Zusammenhang an ein Gespräch mit einem Kollegen, der mit seinen 50 Jahren aussah wie 40 und im letzten Jahr nicht einen Tag wegen Krankheit fehlte. Er sagte aus dem vollen Brustton der Überzeugung, dass er so gesund wäre, obwohl er nicht eine Minute Sport machte. Alma musste allerdings bei dieser Aussage grinsen. Denn sie wusste, dass ihr Kollege jeden Tag mit dem Fahrrad zur Arbeit kam: 40 Minuten hin und wieder 40 Minuten zurück. Wer so viel Bewegung pro Tag hat, der braucht natürlich keinen Sport.

Die beiden häufigsten Einwände gegen Rad- oder Fußtouren zur Arbeit sind freilich: Was mach' ich bei schlechtem Wetter? Und: So viel Zeit hab' ich nicht, um sie schon auf dem Arbeitsweg zu vertrödeln. Tatsache ist, dass es mittlerweile

durchaus modische Kleidung gibt, die uns vor jedem Wetter zu schützen vermag. Und anstatt sich beim Fußmarsch zu sagen „Was muss ich bescheuert sein, bei diesem Sauwetter zu laufen“, sollten Sie positiv denken: „Klasse, dass ich mich bei dem Wetter durchgerungen habe, trotzdem zu Fuß zu laufen.“ So etwas nennt man „Positive Thinking“, und das bringt uns wirklich weiter.
Auch das Zeit-Argument sticht letzten Endes wenig. Seien Sie froh, wenn Sie einen Arbeitsweg von über einer Stunde haben, auf dem Sie sich bewegen können! In Tokio steht jeder dritte Arbeitnehmer auf seinem Arbeitsweg über zwei Stunden in der U-Bahn, eingepfercht mit Hunderten von anderen Menschen, die im wahrsten Sinne „allerengsten Kontakt“ mit ihm haben; in Los Angeles verbringen die Arbeitnehmer dieselbe Zeit im Autostau, um sich gegenseitig beim Nasebohren zuzugucken. Das ist verschleuderte Zeit, nicht der anregende Fußmarsch hin und zurück, der Sie morgens mit frisch durchblutetem Gehirn bei der Arbeit ankommen und abends gut entspannt zu Hause ankommen lässt.

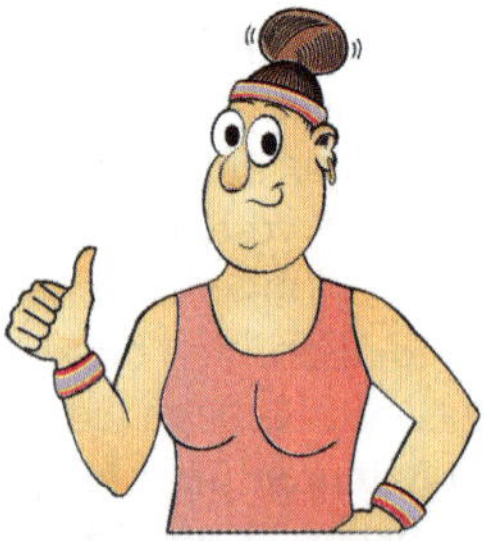

Raus bei jedem Wetter! Auto stehen lassen, Bus und Bahn sind nur für längere Strecken erlaubt. Die Welt ist zu schön, um sie nur durch ein Fenster anzusehen!

See me later, Elevator

Dass man in Taiwan einen Fahrstuhl braucht, um in das letzte Stockwerk des über 500 Meter hohen „Taipeh 101“, des höchsten Hauses der Welt, hinaufzukommen, ist klar. Doch braucht man einen Aufzug, um in den fünften Stock des Hauses zu gelangen, in dem Alma arbeitet? Die Antwort ist ein klares Nein. Denn wer gesund ist, kein geschädigtes Herz und auch keine orthopädischen Schäden hat, der kann auch Treppen laufen.

Wer trotzdem Angst hat, dass ihm das Treppenlaufen schaden könnte, dem sei ein Kompromiss ans Herz gelegt. Nämlich: treppauf laufen, treppab fahren. Denn die höchsten Belastungen auf die Gelenke entstehen beim Laufen treppabwärts, da hierbei die Bewegungsimpulse hauptsächlich durch die Schwerkraft gesetzt werden und nicht durch die Muskelkraft. Was konkret bedeutet, dass die Muskelspannung relativ gering ist, sodass die Belastungen beinahe ungehemmt auf die Gelenke schlagen können. Alma kann also getrost weiterhin vom fünften Stock mit dem Aufzug herunterfahren, denn damit schont sie ihre Gelenke. Hinauf sollte es allerdings per Pedes gehen. Denn fünf Stockwerke treppauf setzen durchaus ernsthafte Trainingsreize auf die Muskeln – und auf das Herz-Kreislauf-System, weil beim Treppenerklimmen mehr als 20 Prozent der Gesamtmuskelmasse aktiv sind, sodass das Blut kräftig durch den Körper gepumpt werden muss. Die Belastungen auf die Gelenke sind hingegen gering, weil die Muskeln stark unter Spannung stehen und dadurch den größten Teil der Belastung abpuffern.

Zu schnell sollte Alma die Treppen allerdings nicht nach oben steigen, denn dann bildet sich schon bald Milchsäure in ihren Muskeln, die das Gewebe ermüdet. Außerdem setzen kurze, intensive Belastungen keinen richtigen Reiz auf das Herz-Kreislauf-System. Zu langsam sollte Alma allerdings auch nicht laufen: Wer sich als gesunder Mensch fünf Stockwerke im Schneckengang hochschleppt, setzt keinen Trainingsreiz. Das richtige Tempo ist, zügig eine Stufe nach der anderen zu nehmen, also weder im Zweier- noch im Dreierstepp. Der Körper wird bei jedem neuen Treppenschritt komplett aufgerichtet, man kann durchaus, sofern es der Fitnesszustand noch erlaubt, in kleinen Hüpfern von Stufe zu Stufe gehen. Das ist nicht nur ein gutes Training, sondern wirkt zudem dynamisch, so wie man es von einer motivierten Arbeitskraft erwartet …

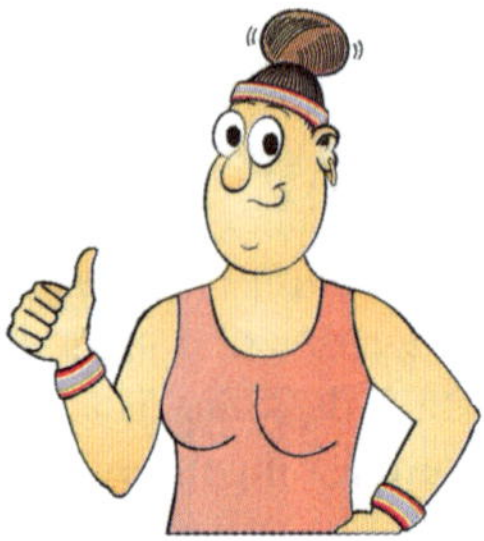

Für alle Höhen bis zum 5. Stock gilt: nicht den Fahrstuhl nehmen, sondern die Treppen hinauflaufen! In zügigem Tempo, aber nicht im Sprint. Denn Ihr Herz hat nichts davon, wenn es nach Ihrer Treppentortur mit 180 Schlägen pro Minute pumpen muss.

Muss doch nicht alles ökonomisch sein!
In den letzten Jahren ist unser Arbeitsleben ständig ökonomischer geworden. Es wird penibel darauf geachtet, dass auch wirklich keine Minute der Arbeitszeit für angeblich überflüssige Aktionen verschwendet wird. Und so gibt es heute auch nur noch wenige Jobs, in denen körperlich gearbeitet wird. Der moderne Arbeitsplatz befindet sich häufig am Schreibtisch, und auch hier ist die Ausstattung mittlerweile so komfortabel, dass man keine besonderen Anstrengungen mehr unternehmen muss, um an die Heftklammern oder an die Ak-

tenordner zu kommen. Der Büromensch von heute muss sich selbst in seinem Stuhl nicht mehr sonderlich bewegen.
Dafür kann er auf Bürostühlen sitzen, die ihm angeblich ein physiologisches bzw. orthopädisch korrektes Sitzen gestatten. Das Angebot ist schier unermesslich geworden. Da gibt es ergonomische Stühle oder dynamische Pending- und Swopper-Möbel, die mit dem Sitz nach allen Seiten ausweichen und sich dadurch den Bewegungen des darauf sitzenden Menschen anpassen können. Das alles klingt gut, setzt aber voraus, dass sich der Mensch auf seinem Stuhl überhaupt bewegt. Und das tut er kaum noch! Alles ist in Reichweite, von der Klammer bis zum Locher, das Faxgerät kann er auf einem Schwenkkran zu sich holen, zu dem Aktenordnerregal kann er mit dem Stuhl bequem nach hinten rollen, wenn er denn überhaupt noch Aktenordner braucht und nicht schon alle Daten im Computer einprogrammiert hat.
Die Bewegung kommt in so einem durch und durch ökonomisierten Büro natürlich viel zu kurz. Da helfen auch die besten Stühle nichts. Denn ein orthopädisch gesundes Sitzen gibt es nicht, das gesündeste Sitzen besteht vielmehr darin, dass die passive Sitzhaltung immer wieder von Phasen der Bewegung unterbrochen wird. Also: Halten Sie Ihr Büro in Ordnung, sodass Sie alles möglichst schnell finden können, wenn Sie es suchen, aber platzieren Sie es nicht so, dass Sie dafür keinen Bewegungsaufwand mehr betreiben müssen!
Es spricht nichts dagegen, dass Sie sich immer wieder mal bücken müssen, um die Klarsichthüllen aus der untersten Schublade Ihres Tisches herauszuklauben. Es spricht nichts dagegen, dass Sie einen Aktenordner, den Sie immer wieder benötigen, in der hintersten Ecke Ihres Aktenregals deponieren, damit Sie sich von Ihrem Tisch erheben müssen, um ihn zu holen. Dabei geht Ihnen auch nicht viel Zeit verloren. Ergonomische Untersuchungen haben nämlich gezeigt, dass Büroarbeiter viel mehr Zeit dadurch verlieren, dass sie nicht wissen, wo Sie Ihre Sachen suchen müssen – wer jedoch

weiß, wo sein Aktenordner steht und lediglich ein paar Schritte gehen muss, um ihn zu holen, arbeitet ökonomisch. Er spart Zeit und Geld, weil die immer wieder eingestreuten Bewegungen seine Muskeln unter Spannung halten und ihn dadurch beispielsweise vor Rückenschmerzen schützen. Alleine für deren Behandlung und Krankengeld werden in Deutschland 20 Milliarden Euro pro Jahr aufgewendet.

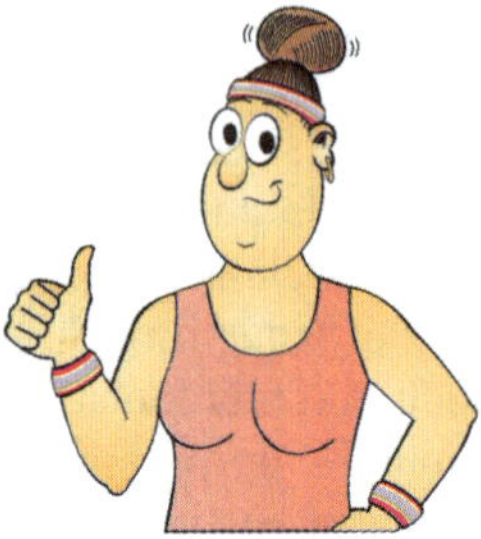

Vertreiben Sie die ultimative Ökonomie aus Ihrem Büro! Es ist zwar wichtig, dass Sie wissen, wo alles ist; doch es ist nicht nötig, dass Sie es jederzeit zur Hand haben. Deponieren Sie gerade diejenigen Dinge, die Sie immer wieder brauchen, außerhalb Ihrer Sitzreichweite, sodass Sie sich bücken oder vom Stuhl erheben müssen, um sie zu holen. Auf diese Weise bringen Sie sich mehr und mehr Bewegung in Ihren Arbeitstag – und Ihr Rücken wird es Ihnen danken!

Muss doch nicht alles bequem sein!

Prinzipiell gilt für die heimischen vier Wände wie für das Büro: Machen Sie es sich nicht zu einfach! Was auch hier bedeutet, dass es natürlich sinnvoll ist, wenn man weiß, wo alles im Haushalt ist, damit man nicht lange suchen muss, dass man aber nicht alles direkt in Reichweite haben muss.
Dies gilt vor allem für den Feierabend. So kann es sicherlich unendlich schön sein, wenn man beim gemütlichen Fernseh-

abend eine Flasche Bier oder ein Glas Wein genießt. Kommt eine zweite Flasche oder ein zweites Glas hinzu, sollten die nicht griffbereit am Couchtisch stehen, sondern in der Küche, damit man wenigstens aufstehen muss, um sie zu holen. Auch sollte man sich überlegen, ob man nicht vielleicht die Fernbedienung ausmustert. Das schützt nicht nur davor, hektisch im TV-Programm herumzuzappen, sondern bringt auch ein paar Fitnesspunkte, weil man jedes Mal zum Um-, An- oder Ausschalten aufstehen und ein paar Schritte gehen muss.

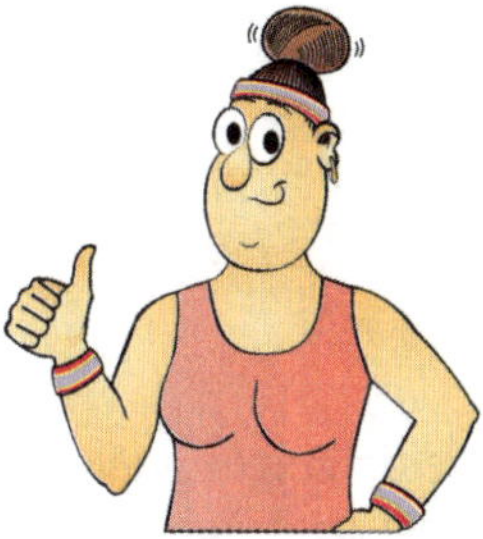

Vertreiben Sie die ultimative Bequemlichkeit aus Ihrem trautem Heim! Was nicht heißen soll, dass Sie die Spülmaschine abschaffen sollen. Doch sorgen Sie dafür, dass Sie für das Beschaffen einzelner Haushaltsdinge immer wieder Wege zurücklegen müssen!

Das Fitnessprogramm für zu Hause

Vor allem der Fernsehabend ist wie geschaffen dafür, ein paar Gymnastikübungen einzulegen. Da bieten sich vor allem die Werbepausen an, denn die dauern ja mitunter bis zu 10 Minuten, und in dieser Zeit können Sie das folgende Übungsprogramm locker schaffen:

Übung 1:
„Katzenbuckel"

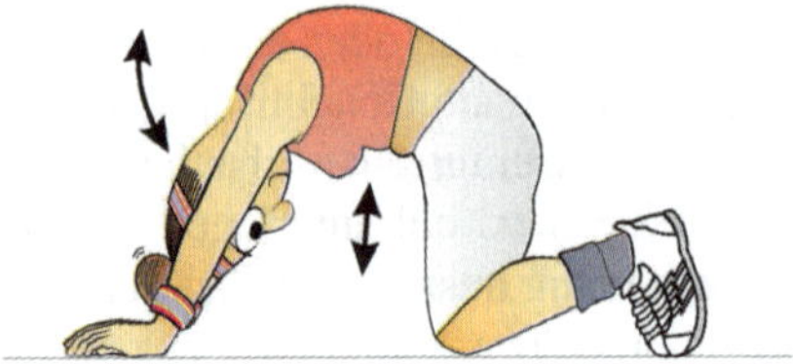

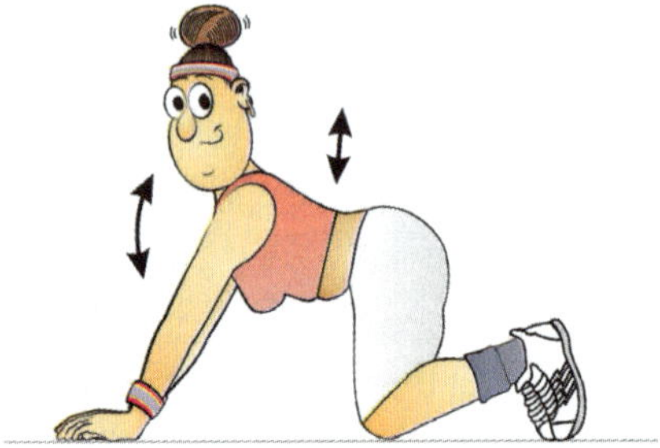

Ausgangsposition: beidbeiniger Kniestand, Knie sind schulterbreit geöffnet, Arme sind gerade durchgedrückt, Fingerspitzen zeigen gerade nach vorne.
Ausführung: Rollen Sie die Wirbelsäule in den runden Katzenbuckel, das Kinn wird zur Brust gedrückt. Dann den Rücken langsam sacken lassen, dabei im gleichen Tempo den Kopf in den Nacken nehmen. Beim Rundmachen atmen Sie aus, beim Durchhängen atmen Sie ein. 8 Wiederholungen.
Wirkung: Kräftigung von Nacken-, Bauch- und Rückenmuskeln, Mobilisierung der Wirbelsäule.

Übung 2:
„Diener"
Ausgangsposition: wie beim Katzenbuckel, beidbeiniger Kniestand mit durchgedrückten Armen.
Ausführung: Ziehen Sie ein Knie zum gesenkten Kopf, dann atmen Sie aus. Im Kreuzbereich nach oben ausweichen und

nachgeben, sodass der Rücken etwas gerundet ist. Danach das Bein nach hinten durchstrecken, Kopf locker in den Nacken, wieder einatmen. Pro Bein 8 Wiederholungen.
Wirkung: Kräftigung der Bauch- und Gesäßmuskeln sowie der vorderen und hinteren Oberschenkelmuskulatur, Mobilisierung der Wirbelsäule.

Übung 3:
„Türstütze"

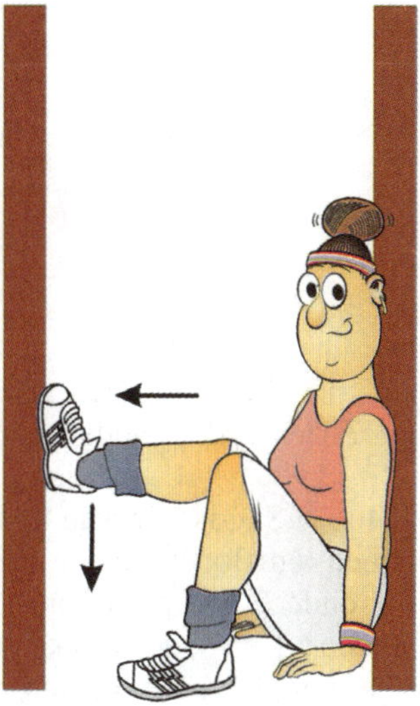

Ausgangsposition: Setzen Sie sich in den Türrahmen, das linke Bein ist gebeugt, der linke Fuß steht auf dem Boden.
Ausführung: Drücken Sie den rechten Fuß gegen den Rahmen, den linken Fuß auf den Boden. Die Muskelspannung muss kräftig sein, die Beine können ruhig ein wenig zittern, Schmerzen sollen natürlich nicht auftreten. Halten Sie die Spannung für 10 bis 15 Sekunden, danach die Seiten wechseln. Pro Seite 3 Wiederholungen.
Wirkung: Kräftigung der Gesäßpartie sowie der hinteren Oberschenkelmuskeln.

Übung 4:
„Beckenheber"

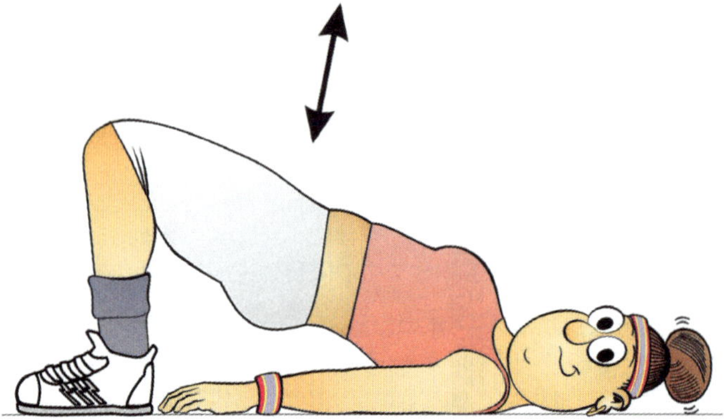

Ausgangsposition: Legen Sie sich flach auf den Rücken. Beine gebeugt, Füße auf dem Boden, Knie etwa schulterbreit auseinander.
Ausführung: Heben Sie das Becken in Richtung Decke, die Schultern bleiben am Boden. Schön langsam! 8 Wiederholungen. Als besonderes i-Tupferl können Sie, bevor Sie das Gesäß vom Boden erheben, den Rücken mit Hilfe der Bauchmuskeln zum Boden drücken, dadurch wird die Wirbelsäule in einer Rollbewegung nach oben gebracht.
Wirkung: Kräftigung der hinteren Oberschenkelmuskeln sowie der Gesäß- und Rückenmuskeln. Falls Sie vor dem Anheben des Beckens den Rücken herunterdrücken, wird auch die Wirbelsäule mobilisiert, und die Bauchmuskeln werden gestärkt.

Übung 5:
„Einseitiger Beckenheber"
Ausgangsposition: wie beim „Beckenheber" in entspannter Rückenlage, nur mit einem gestreckten Bein.

Ausführung: Heben Sie das Becken und das gestreckte Bein so weit in Richtung Decke, bis beide Oberschenkel auf einer Höhe sind. Schön langsam. 6 bis 8 Wiederholungen pro Seite.
Wirkung: Kräftigung der hinteren Oberschenkelpartien sowie der Gesäß- und Rückenmuskeln.

Das Fitnessprogramm fürs Büro
Auch der Büroalltag bietet reichlich Gelegenheiten, die eine oder andere Gymnastikpause einzulegen. Es gibt Dutzende von Übungen, die man im Türrahmen, auf dem Bürostuhl oder einfach nur im Raum durchführen kann. Hier eine kleine Auswahl:

Übung 1:
„Türverschieber"

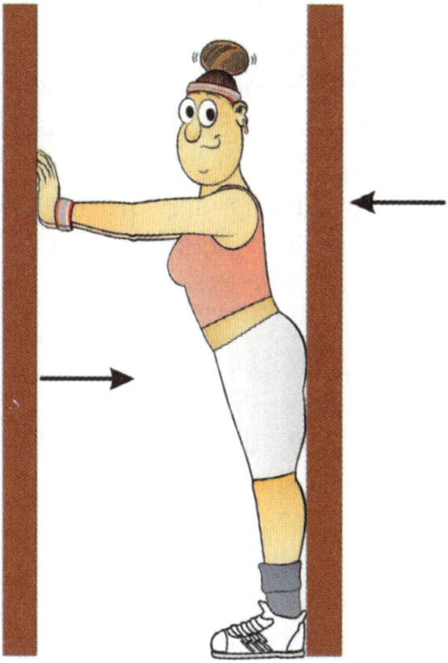

Ausgangsposition: Sie stehen im Türrahmen, die Hände drücken mit gestreckten Armen auf Höhe der Schultern gegen die eine Seite, das Gesäß und die Fersen gegen die andere Seite.

Ausführung: Sie drücken mit den Händen sowie den Fersen und dem Gesäß gegen den Rahmen. Die Muskelspannung sollte kräftig sein, sodass mehr oder weniger der komplette Körper unter Spannung ist. Die Muskeln dürfen ein wenig zittern, aber natürlich nicht schmerzen. Die Spannung wird für 15 bis 20 Sekunden gehalten, 3 Wiederholungen.
Wirkung: Bei dieser Übung werden sehr viele Muskeln angespannt, vor allem aber Rücken-, Bauch- und Brustmuskeln.

Übung 2:
„Schiefer Türverschieber"
Ausgangsposition: Wie beim Türverschieber.
Ausführung: Es handelt es sich um Liegestützen im Stehen, das heißt, Sie beugen und strecken die Arme, sodass der Körper wie eine Schranke zwischen den beiden Türpfosten hin und her geht. Achten Sie darauf, dass die Fersen auf dem Boden bleiben!
Wirkung: Kräftigung der Brustmuskeln und Oberarmstrecker, Dehnung der Wadenmuskeln.

Übung 3:
„Beinlupfer im Sitzen"
Ausgangsposition: Sie sitzen auf Ihrem Stuhl, die Hände sind auf den Stuhlkanten abgestützt.
Ausführung: Heben Sie die gebeugten Beine an, die Fußspitzen zeigen in ständigem Wechsel nach oben oder nach unten. 10 Wiederholungen. Falls Sie einen Bürostuhl mit stark geneigter Sitzfläche haben, müssen Sie die vor der

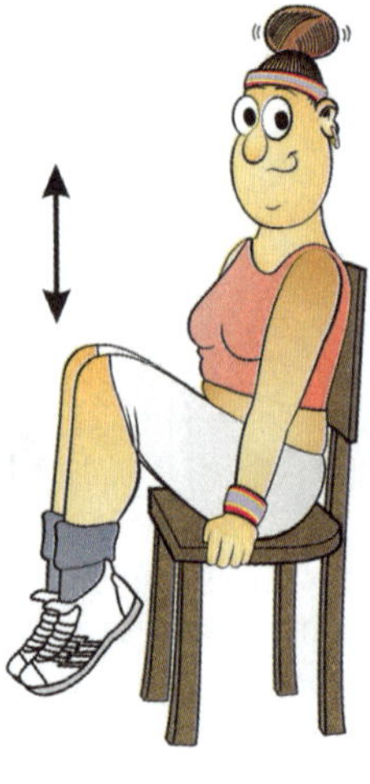

Übung erst einmal gerade stellen – denn sonst rutschen Sie beim Trainieren herunter!
Wirkung: Kräftigung der Hüftbeuger und Bauchmuskeln, durch die Auf-und-Ab-Bewegung der Fußspitzen wird die vordere Schienbeinmuskulatur trainiert. Sie spielt eine wichtige Rolle beim Stabilisieren des Fußbetts.

Übung 4:
„Fersenlupfer im Sitzen"
Ausgangsposition: wie beim Beinlupfer. Achten Sie darauf, dass das Gesäß möglichst weit hinten auf der Sitzfläche ist.
Ausführung: Füße bleiben auf dem Boden. Fersen anheben und wieder aufsetzen – im Wechsel auf und ab. Pro Fuß 10-mal.
Wirkung: Mobilisierung der Beinvenen, Kräftigung der Wadenmuskeln.

Übung 5:
„Überstrecktes Sitzen"
Ausgangsposition: Rutschen Sie mit dem Gesäß nach vorn, dann den Rücken gegen die Stuhllehne drücken.
Ausführung: Das Becken aufrichten (also den Bauch nach vorne drücken), die Hände in den Schoß. Dann die Brustwirbelsäule gegen die Stuhllehne pressen, das Gewicht nach hinten verlagern, die Arme nach oben strecken. In dieser

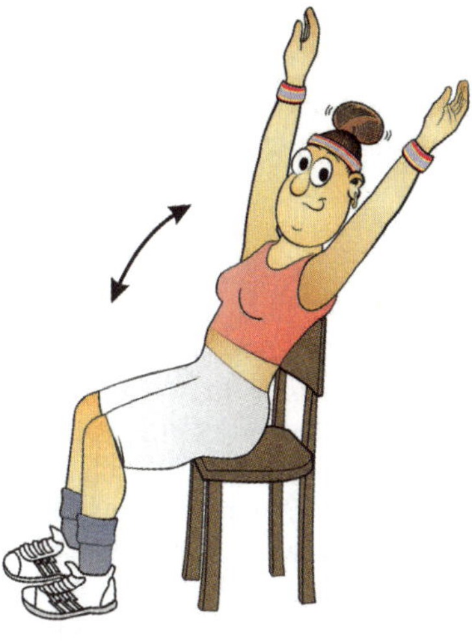

Position 5 bis 10 Sekunden verharren. Wiederholen Sie dieses Übung 3- bis 5-mal. Wichtig: Falls Sie einen Bürostuhl mit stark geneigter Sitzfläche haben, müssen Sie die vor der Übung erst einmal gerade stellen – denn sonst rutschen Sie beim Trainieren herunter!
Wirkung: Mobilisierung der Wirbelsäule, Kräftigung der tiefen Rückenmuskeln. Die Übung ist außerdem ein Wachmacher für zähe Arbeitsstunden.

2. Schritt für Schritt: So bringt Sie Alma sportlich in Fahrt

Den Weg der Mitte suchen
Immer wieder hört man von Sportmedizinern, dass Fitness-Sportler sich zu viel zumuten oder sich falsch belasten. Die Arztpraxen und Krankenhäuser sind voller Hobbysportler mit Verschleißerscheinungen wie Knochenhautentzündungen, Wirbelsäulenschäden und Arthrose an den Kniegelenken, ganz zu schweigen von akuten Verletzungen wie Bänderdehnungen, Muskelzerrungen oder Prellungen. Darüber hinaus fallen Sportler, die sich überfordern, leistungsmäßig in tiefe Löcher. In der Folge kommt es zunächst zu Frust, der dann kurzfristig in Aggression und mitunter sogar in noch härteres Training umschlägt. Dieses Training muss erst recht fehlschlagen, und so kommt am Ende noch einmal der große Frust: Der Sportler hört mit dem Training auf.
Diesen „Überforderungstypen“ stehen die „Unterforderungstypen“ gegenüber. Die rechtfertigen ihre Sportverweigerung damit, dass ihnen für ein umfangreicheres Training einfach die Zeit fehle. Und so ziehen sie sich 1- bis 2-mal pro Woche die Jogging-Schuhe an, meistens noch unregelmäßig, und bei der Trainingsintensität achten Sie darauf, dass sie bloß nicht

aus der Puste und am besten noch nicht einmal ins Schwitzen kommen. Letzteres muss an sich nichts Schlimmes bedeuten, doch vor dem Hintergrund der geringen Trainingshäufigkeit reicht ein bisschen Laufen ohne Schnaufen einfach nicht aus, um einen Effekt zu erzielen.
Die Wahrheit über die Trainingsintensität und Trainingshäufigkeit liegt, wie so oft, in der Mitte: Sie müssen Belastungsphasen und Pausen Ihres Trainings so wählen, dass Ihrem Körper Zeit genug bleibt, sich zu erholen – aber nicht Zeit genug, dass er sich so lange erholen kann, dass kein Trainingseffekt mehr bleibt.

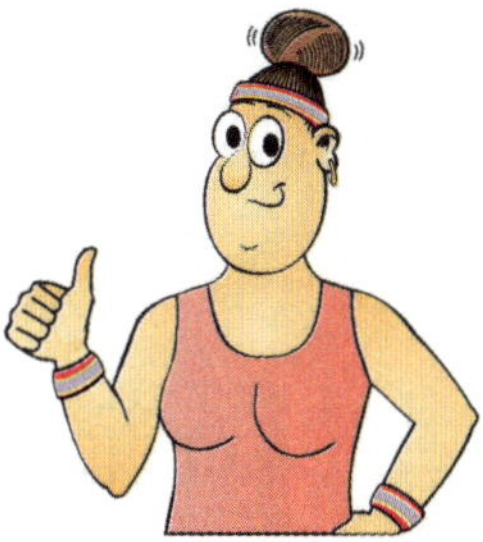

Nicht zu viel, nicht zu wenig – so lautet die richtige Marschroute für den Fitness-Sportler. Nur wer das für sich persönlich passende Maß der Belastung hat, wird letzten Endes vom Training profitieren können.

So zeigt Ihre Formkurve nach oben!
Wer sich richtig belasten und auch wirklich Trainingsfortschritte erleben will, muss die Bedeutung des Wortes „Überkompensation" kennen. Darunter versteht man in der Trainingslehre die Neigung des Körpers, auf Belastungsreize nach einer Phase der Ermüdung mit einer Überreaktion zu antworten. Wenn wir beispielsweise als Jogging-Anfänger

20 Minuten im Park gelaufen sind, kommt es zunächst zu einer Ermüdung: Unsere Energiedepots sind erschöpft, sodass für die nächsten Stunden keine vernünftige Belastung mehr erfolgen kann (in der Graphik ist das die Phase a). Unser Organismus nimmt das freilich nicht so einfach hin, sondern er beginnt schon bald damit, die ausgeschöpften Energiedepots wieder aufzuforsten (Phase b). Doch weil unser Körper ein „vorausschauender" Körper ist, klug und weise geworden aus vielen Jahrtausenden Entwicklungsgeschichte, bringt er die Energiedepots nicht etwa auf den *status quo* zurück, sondern er sorgt dafür, dass die Energiedepots stärker aufgefüllt werden als sie es vor der Trainingseinheit waren. Unser Körper macht das nicht etwa, weil er unpräzise arbeitet, sondern weil er mit einer Wiederholung der Trainingsbelastung rechnet und besser auf sie vorbereitet sein will. In der Folge kommt es zu einer *Über*kompensation: Die Energiede-

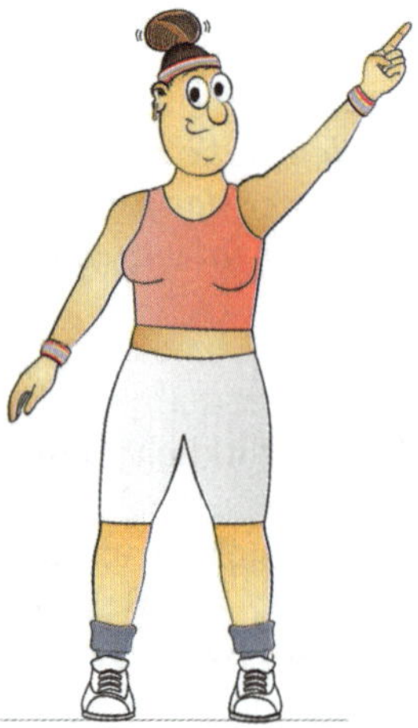

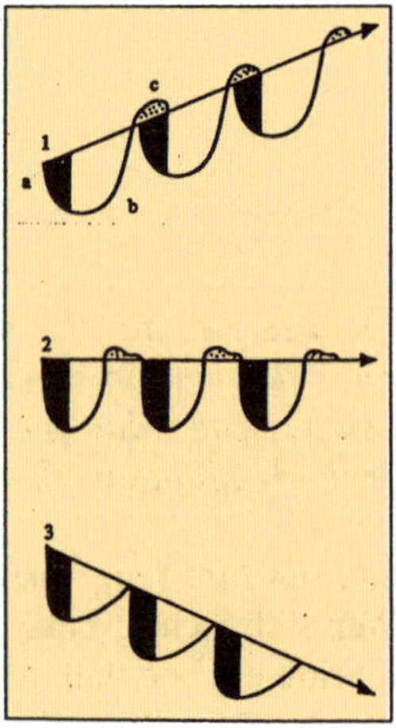

pots werden nicht nur einfach wiederaufgefüllt, sondern in Erwartung weiterer Belastungen *über*angefüllt (Phase c).
Das Ziel des sportlichen Trainings besteht nun darin, das nächste Training genau zu der Phase der Überkompensation anzusetzen. Denn hier erfolgt ja wieder eine Ausschöpfung und anschließende Überkompensation der Energien, die jedoch ein höheres Niveau erreicht, weil das Training bereits auf einem höheren Level gestartet ist. Auf diese Weise wird Training für Training eine Erhöhung des Energielevels erzielt – die Leistungskurve geht nach oben (Graphik, Kurve 1). Verpasst man hingegen den richtigen Trainingszeitpunkt und trifft die Überkompensationsphase nicht, kommt es entweder zu einer Stagnation (wenn die Trainingspausen zu lang sind, Kurve 2) oder aber zu einem Abfall (wenn die Trainingspausen zu kurz sind, Kurve 3) der Trainingsleistung.
Es wäre natürlich wunderbar, wenn wir die Phase der Überkompensation irgendwie spüren könnten, damit wir genau wissen, wann das nächste Training zu erfolgen hat. Doch Anfänger tun sich in der Regel damit schwer, und selbst gestandene Spitzensportler haben dabei ihre Probleme. Nicht von ungefähr geraten viele Top-Athleten in Formtiefs, die in der Regel das Ergebnis von übermäßigem Training sind. Die folgenden Grundregeln werden Ihnen bei dem richtigen Timing helfen:

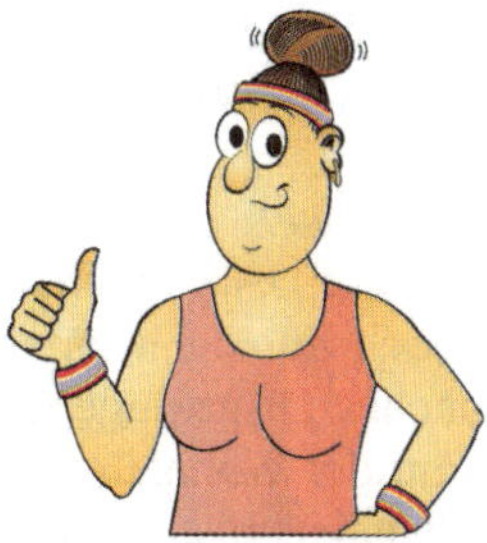

1. *Mehrere kleine Trainingseinheiten pro Woche sind besser als eine große! Wenn es Ihnen also möglich ist, sollten Sie*

am Beginn Ihres Trainings zwei bis drei Trainingseinheiten pro Woche einplanen. Bei zwei Trainingseinheiten reicht für Ausdauersportarten wie Joggen eine Länge von 15 bis 20 Minuten zunächst völlig aus, beim Krafttraining sollten es schon 20 bis 30 Minuten sein.

2. *Was tun, wenn mal ein Training ausgefallen ist? In jedem Falle falsch ist es, das nächste Training extrahart zu gestalten, denn das sorgt nur für eine körperliche Erschöpfung, die möglicherweise bis zur nächsten Trainingseinheit nicht mehr auszugleichen ist – und dann geht es mit der Leistungskurve bergab. Am besten, Sie trainieren einfach weiter, als hätte es die ausgefallene Einheit gar nicht gegeben.*
3. *Gerade am Anfang werden Sie die Feststellung machen, dass Ihnen das Training immer leichter fällt. Die Neigung ist jetzt groß, die Intensität zu steigern, also beispielsweise beim Jogging das Tempo zu forcieren oder beim Krafttraining die Gewichte zu erhöhen. Doch gerade das sollten Sie nicht tun! Denn Ihr Körper ist noch nicht so weit. Ein wenig können Sie schon die Intensität steigern, meistens kommt das sogar ganz automatisch, doch ansonsten gilt: Verlängern Sie das Training! Also beim Joggen: länger laufen. Und beim Krafttraining: mehr Wiederholungen pro Gewicht. Und falls Sie noch Zeit übrig haben, können Sie ja eine zusätzliche Trainingseinheit in die Woche einschieben.*

Locker – aber nicht zu locker!

Diäten und Sport haben eines gemeinsam: Sie werden von vielen angefangen, doch nur die wenigsten halten bis zum Ende durch. So manches ausgeklügelte Jogging-Programm versandet zu Hause auf der Wohnzimmer-Couch, so manche teuer angeschaffte Hantelausrüstung wandert nach ein paar Trainingseinheiten in die hinterste Ecke des Wohnzimmerschranks. Der Grund: Die Erwartungen werden oft zu hoch gesteckt. Außerdem überschätzen viele ihre persönliche Belastbarkeit. Nicht nur, was ihre sportliche Leistung angeht, sondern auch, was ihre Terminplanung angeht. So mag es beispielweise im Sommer noch angenehm sein, morgens vor der Arbeit um 6 Uhr in der Früh seine Runden im Park zu drehen – doch im Winter sieht die Sache dann schon ganz anders aus …

Es lohnt sich daher, das Projekt „Fitness" nicht allzu spontan anzugehen. Denn die Erfahrung zeigt, dass spontane Entschlüsse in der Regel nur wenig Langzeitwirkung haben. So verpufft der Entschluss „Ab morgen jogge ich 20 Kilometer pro Woche" meistens genauso im Niemandsland wie die berüchtigten „Ab-jetzt-keine-Zigarette-mehr"-Vorsätze vom Silvesterabend. Gut Ding will eben Weile haben. Wer wirklich zum Sportler werden will, sollte sich einen Plan zurechtlegen. Vor allem aber sollte er sich überlegen, wie er sich motivationsstrategisch bei der Stange hält.

So glauben viele: Wenn ich Sport nur entspannt unter gesundheitlichen Vorzeichen betreibe, wird er mir schon nutzen. Doch das entspricht leider nicht der Wahrheit. Untersuchungen der Sporthochschule Köln belegen, dass jene Jogger, die von Gesundheitsmotiven geleitet werden, beim Laufen viel schlechter zur Entspannung finden als Jogger, die unter Leistungsmotiven trainieren. Der Herzschlag der Fitness-Sportler bleibt in der Regel recht hoch, Stresshormone kursieren bei ihnen deutlich länger als bei leistungsorientierten. Die Kölner Studien belegen eine alte ärztliche Erfahrung: Der entschiedene Wille zur Gesundheit boykottiert oft gerade das Erreichen der Gesundheit – genauso, wie ein Mensch nicht glücklich werden kann, wenn er mit aller Kraft glücklich werden will. Glück und Gesundheit hängen zum großen Teil davon ab, dass man sie in ihrer Entwicklung gewähren lässt, sie nicht fortwährend zu kontrollieren sucht. Mit anderen Worten: Wer sich bei seinem Fitnesstraining immer wieder kleine Leistungs- und Trainingsziele setzt, wird wahrscheinlich gesünder damit werden als derjenige, der – obwohl ihn keine Herz-Kreislauf-Krankheit dazu zwingt – stets mit seinem Pulsmessgerät auf Achse ist und penibel auf seinen aktuellen Gesundheitszustand achtet.

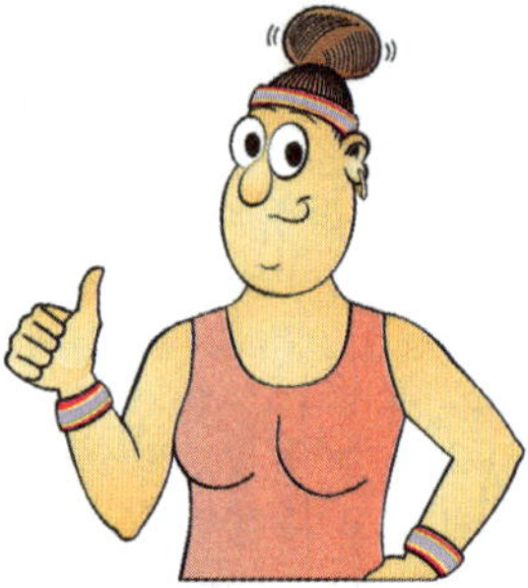

Bleiben Sie beim Training locker und vergessen Sie auch, dass es Sie gesund und fit machen soll. Gesundheit und Fitness kommen nämlich von allein, wenn sie diszipliniert weitertrainieren. Viel wichtiger ist, dass Sie den Spaß beim Training nicht verlieren.

Think positive – aber nicht zu sehr!

Grundsätzlich gilt: Je positiver Ihre Gedanken zum Sport sind, desto größer sind Ihre Chancen, das Training durchzuhalten. Was jedoch nicht bedeuten soll, dass Sie dem ungehemmten „Positive Thinking“ verfallen. Denn wer seinen Sport mit der „Gewissheit“ angeht, alles schaffen zu können, möglicherweise sogar ein Einlaufen unter den Top 100 beim New-York-Marathon oder eine Teilnahme bei den Mr.-Olympia-Wahlen, wird eher seine Gesundheit ruinieren als sein Ziel erreichen. Lassen Sie diese Ziele lieber denjenigen, die schon seit ihrer Kindheit Hunderte von Kilometern laufen oder Tonnen von Stahl verrücken! Denn die Weichen für die großen Erfolge werden beim Sport bereits in der Kindheit gestellt.

Also: Optimismus – ja! Utopismus – nein! Dies mag in Bereichen von Politik und Wirtschaft anders sein, doch im Bereich des Sports haben Utopien noch niemandem genutzt, sondern allenfalls gesundheitliche Wracks erzeugt – nicht nur im Hobby-, sondern auch im Hochleistungssport. Nicht von ungefähr erklärten Tennisspieler wie Bjorn Borg und Pete Sampras, dass sie während Ihrer Matches nicht einmal an das Ende des betreffenden Spiels, geschweige denn an den Turniersieg dachten. Sie konzentrierten sich vielmehr darauf, den nächsten Punkt zu gewinnen – und haben auf diese Weise letzten Endes ihre sensationellen Karrieren aufgebaut. So sollten auch Sie es halten. Denken Sie nur von Punkt zu Punkt, von einem erreichbaren Ziel zum nächsten – und schauen Sie entspannt zu, was dabei herauskommt!

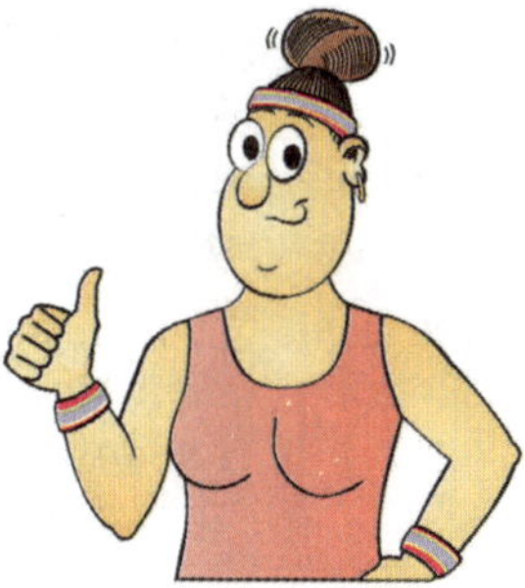

Aus Frust wird Lust: So entschärfen Sie die typischen Negativ-Phrasen des Freizeitsportlers

Negative Frustformel	**Positive Lustformel**
„Ich bin ja bescheuert, bei so einem Sauwetter zu laufen."	*„Klasse, dass ich mich bei dem Wetter zum Laufen durchgerungen habe."*

„So ein schönes Wetter, und ich sitz' hier im dunklen Kraftraum."

„Wenn ich nur diszipliniert genug trainiere, werd' ich mich draußen auch mal wieder im Bikini zeigen können."

„Meine Beine sind schwer wie Blei. Gerade angefangen und schon am Ende."

„So schwer wie es mir jetzt fällt, kann es nur noch besser werden."

„Der hat mich einfach überholt. So schnell werd' ich nie."

„Der wird auch nicht als As auf die Welt gekommen sein, sondern lange trainiert haben. Da wird auch bei mir noch einiges drin sein."

„Der hat einen richtigen Waschbrettbauch. Das schaff' ich nie."

„Schach spielen kann ich auch auf einem richtigen Schachbrett, dazu brauch ich nicht meinen Bauch."

„Solche kräftigen Oberarme krieg ich nie."

„Dessen Arme sollten wohl mal Oberschenkel werden."

„Ich bin viel zu dick zum Trainieren."

„In meiner weiten Bekleidung sieht mir kaum jemand an, dass ich ein paar Pfund zu viel mit mir herumtrage."

„Hoffentlich sieht mich keiner, ich bin beim Laufen so laut wie ein Elefant."

„Trotz meines Laufstils bin ich gut in Trab. Wie schnell werde ich erst sein, wenn sich mein Stil gebessert hat?"

„Heute war's bei der Arbeit so hart, da wird beim Training wohl nicht viel rauskommen."

„Jetzt schön locker bleiben und den ganzen Stress hinter mir lassen."

Was? – Welche Sportart ist für mich die richtige?
Zunächst einmal gilt: Die Sportart, die Sie ausüben wollen, sollte Ihnen Spaß machen. Wer wöchentlich zweimal ins Schwimmbad geht, obwohl er eigentlich zu den Nass-Hassern zählt, wird schon nach wenigen Wochen aufhören. Ähnliches gilt für denjenigen, der sich zum Joggen quält, obwohl das Laufen eigentlich nicht seine Sache ist.
Es ist allerdings in letzter Zeit Mode geworden, den Sport in gesunde und ungesunde Disziplinen einzuteilen, vor allem, was die Belastung der Gelenke und des Herz-Kreislauf-Systems angeht. Doch all diese Unterteilungen *sind nur für kranke Menschen sinnvoll.* Für den gesunden Menschen ist zunächst einmal *jede Sportart* ungleich gesünder als gar kein Sport. Es gibt Badmintonspieler, die auf 180 Zentimeter 110 Kilogramm auf die Waage bringen und nie irgendein orthopädisches Problem haben. Genauso wie es nervöse Typen mit Raucherlunge und 80 Schlägen Ruhepuls gibt, die ohne Probleme lange Strecken laufen. Ob eine Sportart für Sie ungesund ist oder nicht, können Sie letzten Endes nur durch Ausprobieren herausfinden. Wichtig ist allein, dass Sie Spaß daran haben und Ihre Belastung von Trainingseinheit zu Trainingseinheit *allmählich* steigern.
Nichtsdestoweniger kann es gerade für die Unsportlichen unter uns, die ihre letzte Trainingseinheit vor zig Jahren beim Abitur hatten, schwierig sein, die ideale Sportart für sich zu finden. Ihnen kann mit Almas Disziplinen-Check geholfen werden.
Kommt am Ende in Ihren Antworten eine Sportart insgesamt mehr als dreimal vor, so ist diese Disziplin vermutlich die richtige für Sie:

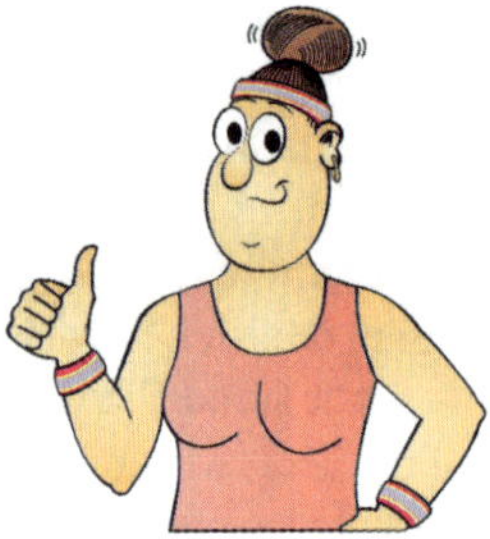

Almas Disziplinen-Check

1. *Lieben Sie es, so richtig aus allen Poren zu schwitzen? Dann kommen folgende Sportarten in Frage: Jogging, Fußball, Badminton, Squash, Basketball, Aerobic.*
2. *Sie hassen es, so richtig zu schwitzen? Dann sind folgende Disziplinen eher geeignet: Walking, Schwimmen, Aqua-Jogging, Gymnastik, Volleyball im Anfängerstadium.*
3. *Sie verkraften in der Bewegung mehrere kurze Belastungen besser als eine Belastung von langer Dauer? Dann sind die folgenden Disziplinen etwas für Sie: Gymnastik, Bodybuilding, Joggen mit Tempowechseln (so genannte Intervallläufe), Fußball, Volleyball, Tennis im Anfängerstadium.*
4. *Sie lieben es, beim Sport eine gleichförmige Bewegung über längere Zeit auszuführen und dabei Ihren Gedanken freien Lauf zu lassen? Dann sind Jogging, Schwimmen, Skilanglauf und Walking das Richtige für Sie.*
5. *Sie wollen abspecken? Dann sollten Sie Krafttraining mit einem moderatem Jogging-Programm verbinden.*
6. *Sie haben gerne alles unter Kontrolle? Dann sind Bodybuilding, Jogging, Walking, Skilanglauf, Gymnastik und Schwimmen das Optimale für Sie.*
7. *Sie sind eher ein verspielter Typ? Dann kommen natür-*

lich alle Sportspiele für Sie in Frage, wie etwa Tennis, Tischtennis, Fußball, Handball, Basketball, Squash, Badminton und Hockey.

8. *Sie hassen Spiele? Dann sollten Sie eher auf Individualsportarten setzen wie Jogging, Walking, Bodybuilding, Gymnastik, Schwimmen, Aqua-Jogging und Skilanglauf.*
9. *Sie brauchen Action? Dann sind wohl Badminton, Squash, Tischtennis, Tennis, Hockey, Handball, Basketball, Volleyball und Fußball das Richtige für Sie.*
10. *Sie lassen es lieber ruhiger angehen? Dann eignen sich Gymnastik, Jogging, Walking, Schwimmen, Bodybuilding und Aqua-Jogging.*
11. *Sie mögen es, wenn es beim Sport zur direkten körperlichen Auseinandersetzung mit dem Gegner kommt. So etwas passiert natürlich häufiger bei Handball, Basketball, Fußball und Hockey.*
12. *Sie hassen direkte körperliche Auseinandersetzungen mit dem Gegner? Dann sind nicht nur die Individualsportarten Jogging, Bodybuilding, Walking, Gymnastik, Schwimmen, Aqua-Jogging und Skilanglauf etwas für Sie, sondern auch Sportspiele, die ohne Körperkontakt auskommen: Squash, Badminton, Tennis, Tischtennis, Volleyball.*

Wann und wo? – Die besten Orte und Zeiten fürs Training

Mittlerweile ist ziemlich gut erforscht, dass unser körperliches und geistiges Leistungsvermögen nicht gleichmäßig über den Tag verteilt ist, sondern starken Schwankungen unterliegt. Demzufolge eignen sich vor allem die Morgenstunden (zwischen 8 und 10 Uhr) sowie die späten Nachmittagsstunden (von 16 bis 19 Uhr) fürs Training. Es gibt allerdings auch Läufer, die von ihrem frühmorgendlichen Training – noch vor dem Frühstück! – schwärmen. Und in der Tat hat dieser Termin auch etwas für sich, weil der Magen noch kein Blut für sich beansprucht und dementspre-

chend hohe Blutkapazitäten für die Muskeln zur Verfügung stehen.
Machen Sie jedoch Ihre Trainingszeiten nicht allein von der Biorhythmik abhängig. Bei großer Hitze etwa finden sich gerade in den späten Nachmittagsstunden hohe Ozonwerte, die für den Körper eine enorme Belastung sein können.
Die Trainingsorte hängen von der Sportart ab, es gibt aber Sportarten, die man auch zu Hause durchführen kann. Dazu zählt das Krafttraining mit Hanteln, mittlerweile gibt es jedoch auch Geräte, die das Joggen, Walking, Rudern und Radfahren zu Hause erlauben. Ob man nun jedoch auswärts oder im trauten Heim trainiert, hängt von der Persönlichkeit ab. Wer Geselligkeit liebt und sie als anspornend empfindet, der sollte etwa seinen Kraftsport in einem Studio absolvieren. Wer die Natur liebt, sollte draußen joggen und nicht auf dem Gerät zu Hause. Sportmedizinisch gibt es dabei eher weniger zu bedenken. Das Trainieren in halbwegs gut durchlüfteten Räumen ist – sieht man einmal vom fehlenden Klima-Reiz auf das Immunsystem ab – nicht ungesünder als das Trainieren im Freien.
Wenn es um den richtigen Ort für das Jogging geht, hört man immer wieder, dass weiche Laufböden dem harten Asphalt überlegen seien. Doch das stimmt nicht. Denn auf hartem Untergrund kann man schneller laufen und den Fuß geradliniger aufsetzen als auf weichem Untergrund. Gerade Spitzenathleten trainieren lieber auf der Straße, weil man dort gefahrlos (ohne das Risiko, mit dem Fuß umzuknicken!) schneller laufen kann. Und sie liegen damit, auch wenn man den Tempo-Aspekt vernachlässigt, vollkommen richtig. Denn eine Studie der Eberhard-Karls-Universität in Tübingen belegt, dass gerade Läufer, die auf Schotter- und Waldwegen trainieren, überdurchschnittlich oft an Achillessehnenbeschwerden leiden. Wer hingegen auf hartem Asphalt trainiert, hat erheblich weniger Probleme mit unangenehmen und meist chronisch werdenden Fersenschmerzen. Lassen

Sie sich also bei der Wahl Ihres Laufbelags am besten von Ihrem Gefühl leiten!

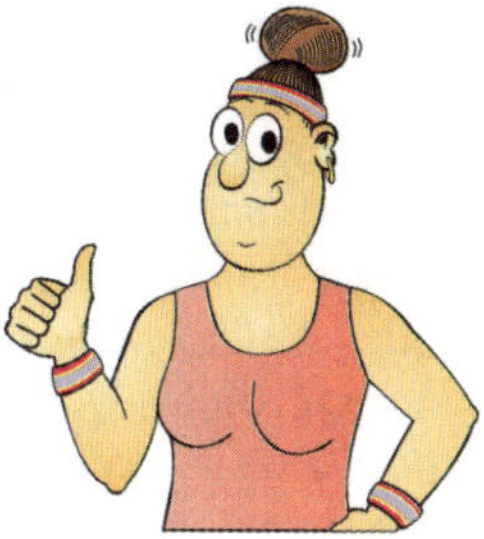

Die besten Trainingszeiten sind morgens zwischen 8 und 10 Uhr sowie am späten Nachmittag zwischen 16 und 19 Uhr. Einige Ausdauersportarten wie Jogging (aber nicht Schwimmen!) kann man auch morgens vor dem Frühstück trainieren, sofern die Strecken nicht zu lang sind. Und: Sport ist überall gut, und wenn es im Auto ist, während des Wartens an der Eisenbahnschranke oder Ampel. Indoor-Sport ist keinesfalls ungesund, Sport im Freien hat allerdings den Vorteil, dass er das Immunsystem stärker mobilisiert.

Treten Sie auf die Frustbremse!

Sie werden beim Fitness-Training immer wieder Rückschläge erleiden. Das ist normal, der Körper und erst Recht Ihre Psyche sind nun einmal keine Maschinen, die nach einem hundertprozentig kalkulierbarem Muster funktionieren. Normalerweise kommen wir über diese alltäglichen Frustrationen gut hinweg – schwierig wird es jedoch, wenn Sie den Frust hochschaukeln lassen.

So wird jeder Sportanfänger in die Situation kommen, dass er in seiner Disziplin von anderen übertroffen wird. Dass er auf seiner Jogging-Strecke von jemandem locker überholt wird, dass jemand im Kraftraum Gewichte stemmt, an die man

selbst gar nicht zu denken wagt. Frustrierend? Nein. Denn Sie wissen ja gar nicht, wie lange die anderen schon trainieren, wie alt sie sind und was sie für eine sportliche Vorgeschichte haben. Warum sollten Sie sich also mit ihnen vergleichen? Frustrierend wäre nur, wenn Ihnen jemand weglaufen würde, der eine ähnliche sportliche Historie hat wie Sie. Denn zu einem berechtigten Frust gehört, dass ein Vergleich möglich ist. So mag es für Sie schwer zu ertragen sein, wenn Sie als amtierender 10 000-Meter-Kreismeister Ihrer Gemeinde von einem Ihrer örtlichen Konkurrenten geschlagen werden, doch wenn Dieter Baumann Sie auf derselben Strecke überrunden sollte, kann das kein echter Frust für Sie sein, weil man Sie und ihn einfach nicht vergleichen kann.
Eine weitere Standardsituation, die von vielen Sportanfängern als frustrierend erlebt wird, ist, dass Sie z. B. vor einigen Tagen noch die fünf Kilometer unter 22 Minuten gelaufen sind, doch nun, erneut auf der Piste, stellen sich schon nach wenigen Metern die ersten Ermüdungssymptome bei Ihnen ein; der Atem geht schwer, in der Bauchhöhle zwickt das Seitenstechen und die Beine fühlen sich an, als würden Gewichtsmanschetten an ihnen hängen. Ähnliches gibt es auch in anderen Sportarten. Dass Sie beim Krafttraining schon nach der zehnten Bauchbeuge Schwierigkeiten haben, obwohl Sie sonst locker 20 schaffen; dass Sie beim Radfahren schon nach 10 Kilometern unendlich schwere Beine haben, obwohl Sie sonst locker 25 Kilometer durchfahren können. Frustrierend? Nein. Denn gerade derjenige, der erst seit einigen Monaten im Training ist, leidet oft unter starken Formschwankungen.
Außerdem ist bei uns nicht jeder Tag wie der andere. An dem einen Tag erschöpft Sie Ihre Arbeit, am anderen drehen Sie Däumchen; an dem einen Tag gab es in der Kantine Bratwurst mit Sauerkraut, am anderen Tag Nudeln mit Brokkoli-Sauce; an dem einen Tag herrscht nur Frieden, am anderen geraten Sie schon am frühen Morgen mit Ihrem Lebenspart-

ner aneinander. Die einzelnen Tage können sich also ganz gewaltig voneinander unterscheiden – also ist eigentlich auch hier kein fairer Vergleich möglich. Genau deshalb bemühen sich Spitzensportler übrigens darum, ihren Tagesablauf immer nach ein- und demselben Muster zu gestalten, was Außenstehenden mitunter etwas langweilig vorkommt. Doch die Top-Athleten tun das, weil sie eben stabile Voraussetzungen für möglichst stabile Leistungen schaffen wollen. Als Hobby- und Ausgleichssportler können wir da freilich nicht mithalten. Bei uns geht es erheblich unberechenbarer zu – und deswegen sollten wir fair genug sein, unsere formstarken und formschwachen Tage nicht miteinander vergleichen zu wollen.

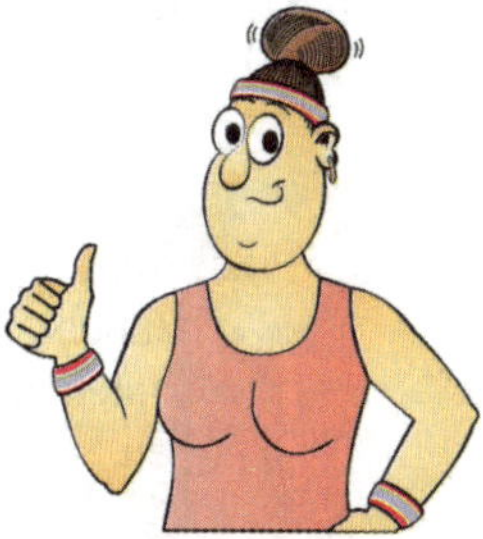

Seien Sie fair zu sich selbst, wenn es bei Ihnen mal nicht so gut läuft! Denn als Sportanfänger erlebt man immer wieder drastische Aufs und Abs. Doch das sollte Sie nicht weiter stören. Denn es ist immer noch tausendmal besser, als Sportanfänger in Leistungslöcher zu fallen, als in seiner „Funktion" als Couch-Potatoe nicht mehr aus dem Sessel herauszukommen.

Schaffen Sie Verbindlichkeiten!

Wenn Sie beschließen, mit dem Fitness-Training anzufangen, dann tun Sie etwas, was man in der Psychologie als kognitive Umstrukturierung bezeichnet. Womit konkret gemeint ist,

dass Sie einen Einschnitt in Ihrem Leben vorhaben und es fortan besser machen wollen. In der Folgezeit kommt es natürlich darauf an, den gefassten Entschluss auch in die Tat umzusetzen.
Hierbei ist es hilfreich, *Trainingsverbindlichkeiten* zu schaffen. Beispielsweise dergestalt, dass Sie sich mit Ihren Freunden und Bekannten zum Laufen oder Volleyballtraining verabreden und diese Verabredungen auch einhalten. Und das schafft man am besten, wenn man die Verabredung dingfest macht und nicht im luftleeren Raum stehen lässt. Verabreden Sie sich also zum Joggen nicht nach dem Muster „Wir können ja mal zusammen trainieren“, sondern machen Sie Nägel mit Köpfen: „Wir treffen uns morgen zum Joggen um X Uhr am Ort Y.“ Damit schaffen Sie eine Verbindlichkeit, die es Ihnen unmöglich macht, einfach zu kneifen.

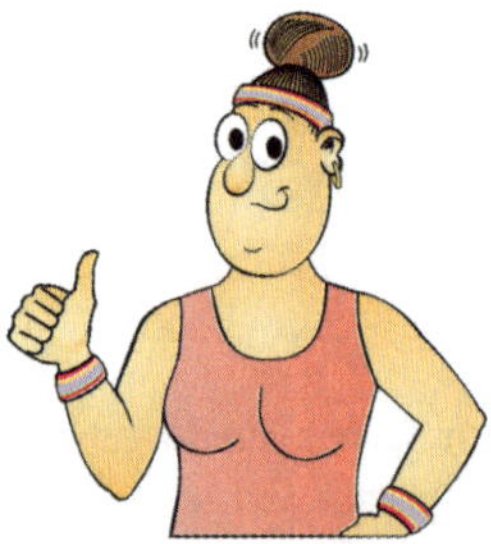

Seien Sie nicht zu streng, aber auch nicht zu lasch mit sich selbst. Setzen Sie in der Woche bestimmte Termine fest, an denen Sie trainieren! Oder setzen Sie wenigstens eine bestimmte Trainingshäufigkeit fest, die Sie unter allen Umständen einhalten müssen, egal, ob es regnet, schneit oder die Schwiegermutter Geburtstag hat. Nur extreme Situationen wie etwa eine Krankheit sollten als Ausreden zugelassen werden. Als Mindestpensum sollten Sie zwei Trainingseinheiten pro Woche festsetzen.

Setzen Sie Signale!

Dem fortgeschrittenen Athleten sind sein Sporterlebnis und möglicherweise auch seine Erfolge in Training und Wettkampf genug, sodass er keine ständigen Motivationsspritzen mehr braucht. Doch für den absoluten Neueinsteiger kann es sinnvoll sein, seine Jogging-Aktivitäten mit *positiven Verstärkungen* zu unterlegen.

Also: Schaffen Sie sich nach einer bestimmten Summe von Trainingseinheiten eine Belohnung dafür, dass Sie so brav durchgehalten haben! Und diese Belohnung kann ruhig ein Besuch in der Eisdiele oder beim Italiener sein. Denn es ist ohnehin ein Vorurteil, dass uns diese gelegentlichen „Genussausreißer" dick machen. Das, was uns wirklich dick macht, sind unsere Gene – und all die Kalorien, die wir verschlingen, ohne dass wir es merken oder Spaß daran hätten.

Zu den weiteren positiven Verstärkungen gehört, dass Sie alle Gründe auflisten, warum das regelmäßige Laufen gut für Sie ist. Am besten nehmen Sie sich dazu einen dicken Filzstift und ein großes Blatt zur Hand und schreiben alles auf. Dabei soll dann auch wirklich *alles* aufgeschrieben werden, was Ihnen als Argumente für Ihr Lauftraining einfällt. Auch die (angeblich) abstrusesten Dinge gehören auf die Liste, wie etwa Ihre Wünsche nach Geselligkeit und Anerkennung, Ihr Streben nach der Idealfigur, Ihre Ängste vor Krankheiten, und Ihre Hoffnungen auf ein biblisches Alter. Denn es ist *Ihre Liste*, und Sie müssen sie ja nicht in aller Öffentlichkeit ausstellen. Was Sie aber machen sollten: Ergänzen Sie die Liste immer wieder mal, wenn Ihnen neue Argumente fürs Fitnesstraining einfallen. Je länger sie wird, umso besser. Denn wenn Sie mal eine Krise haben, nehmen Sie die Liste heraus, um genau darauf zu schauen – und wenn da richtig viel drauf steht, wird es Ihnen schwer fallen, Ihren Fitness-Vorsatz bloß wegen einer winzigen Krise aufzugeben.

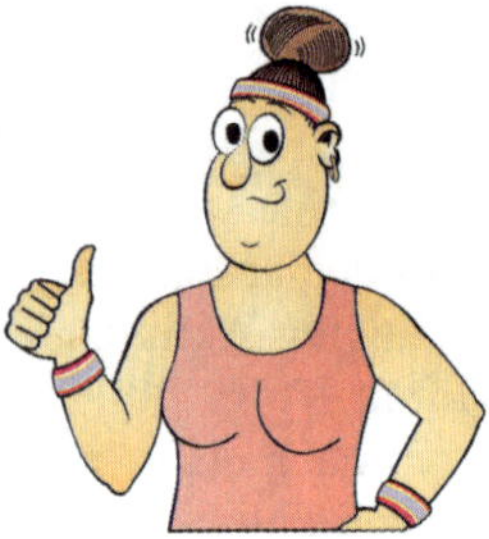

Deshalb mache ich Sport: Almas große Vorzugsliste

1. *Ich trainiere, weil ich mich dann nicht mehr so schlaff fühle.*
2. *Ich trainiere, weil ich etwas gegen meine Speckrollen unternehmen muss.*
3. *Ich trainiere, weil ich endlich mal ohne Aufzug in den fünften Stock kommen will.*
4. *Ich trainiere, weil es meinen Schlaf verbessert.*
5. *Ich trainiere, weil ich glaube, dann endlich wieder Spaß am Sex zu haben.*
6. *Ich trainiere, weil ich bei den Wettkämpfen möglicherweise den Partner fürs Leben finde.*
7. *Ich trainiere, weil es mich möglicherweise vom Rauchen abbringt.*
8. *Ich trainiere, weil es die negativen Wirkungen des Rauchens neutralisiert.*
9. *Ich trainiere, weil ich 100 Jahre alt werden will.*
10. *Ich trainiere, weil ich endlich mal wieder Erfolge haben will.*

Entsorgen Sie Ihre Ausreden!

Das Pendant zu Ihrer Jogging-Vorzugliste ist das „Ausreden-Entsorgungsprogramm“. Was heißen soll, dass Sie sich von all dem befreien sollen, das Sie immer wieder vom Laufen abhalten will. Es funktioniert am Anfang ähnlich wie die Vorzugliste. Schreiben Sie also alles auf, was Ihnen an Ausreden in den Kopf kommt, um sich vor dem Training zu drücken. Und auch hier gilt: Auf die Liste muss *alles* drauf, falsche Scham ist nicht angebracht.

Notieren Sie alle Ausreden auf einem Stück Papier. Dann schauen Sie noch einmal drauf und überlegen sich, ob diese Argumente wirklich stichhaltig sind. Sie werden merken, dass kein einziges davon Bestand hat. Ein gutes Beispiel ist eine der häufigsten Ausreden, der Stress. Denn Stress ist nur das, was keinen Spaß macht, und gerade das sollte ja bei Ihrem Training nicht der Fall sein. Außerdem wirkt Sport, wenn er als Ausgleichs-Sport betrieben wird, als Puffer zu Ihrem Alltagsstress. Auch dass Ihr Partner möglicherweise etwas dagegen hat, wenn Sie Sport machen, ist in der Regel nichts anderes als eine schlechte Ausrede, denn der sollte doch glücklich sein, wenn Sie glücklich sind. Und dass Sie durchs Training keine Zeit mehr für gemeinsame Dinge hätten, ist ja wohl nur dann ein Problem, wenn Sie fast jeden Tag mehrere Stunden trainieren – und davon ist ja hier nicht die Rede.

Auf diese Weise machen Sie weiter mit der Negativliste. Sie schreiben alle Ausreden auf, widerlegen sie, und am Ende nehmen Sie den Zettel und werfen ihn einfach in den Papierkorb. Oder Sie verbrennen ihn, wenn Sie lieber spektakuläre Abgänge mögen. Wichtig ist: Im Unterschied zur Vorzugsliste wird die Ausredenliste eliminiert. Denn warum sollten wir uns länger mit ihr belasten?

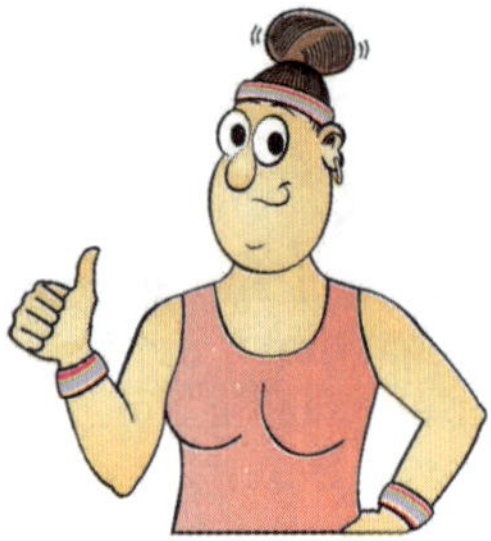

All das kann mich nicht vom Sport abhalten: Almas große Streichliste

1. *Ich kann nicht trainieren, weil ich schon im Beruf genug Stress habe. (Quatsch: Denn Sport dämpft Stress, schafft einen Ausgleich zum Alltag.)*
2. *Ich kann nicht trainieren, weil ich schon in der Schulzeit beim Sport schlechte Noten hatte. (Quatsch: Denn es gibt im Sport für jeden Topf einen Deckel; es gibt also auch für die Bewegungsanalphabeten unter uns passende Sportdisziplinen.)*
3. *Ich kann nicht trainieren, weil ich die Zeit für meinen Partner bzw. meine Familie brauche. (Quatsch: Denn zwei- bis dreimal die Woche kann man sich schon mal für eine halbe Stunde abseilen. Denn seien Sie ehrlich: Was geht mehr zu Lasten Ihrer Familie: Die 40 oder mehr Wochenstunden, die Sie bei der Arbeit verbringen, die 15 Wochenstunden, die Sie vor dem Fernseher sitzen, oder die kläglichen zwei Stunden, die Sie fürs wöchentliche Training aufwenden?)*
4. *Jogging: Ich kann nicht laufen, weil in meiner Nähe keine weichen Böden bzw. keine Wälder sind. (Quatsch: Die weichen Böden sind für Ihren Bewegungsapparat nicht unbedingt besser als Asphalt.)*
5. *Ich kann nicht trainieren, weil ich Rückenschmerzen davon bekomme. (Quatsch: Sport schützt vor Rücken-*

schmerzen. Und wenn eine Sportart Ihre Rückenbeschwerden verschlimmert, können Sie immer noch die Sportart wechseln.)

6. *Krafttraining & Bodybuilding: Ich kann kein Krafttraining machen, weil ich kein vernünftiges Kraftstudio in der Nähe habe, und ein eigener Kraftraum ist mir zu teuer. (Quatsch: Krafttraining funktioniert auch zu Hause, Sie brauchen dazu nicht mehr als einen Hantelsatz und ein Paar Gewichtsmanschetten. Kostet nicht mehr 100 Euro! Falls Sie Raucher sind: Wenn Sie mit dem Rauchen aufhören, haben Sie diese Summe schon in zwei Monaten zusammen!)*
7. *Krafttraining & Bodybuilding: Es ist mir einfach zu blöd, Muskelberge aufzubauen. (Quatsch: Muskelberge kann man mit zwei- bis dreimaligem Krafttraining gar nicht aufbauen. Spitzenbodybuilder wie Arnold Schwarzenegger trainierten in ihren besten Zeiten zweimal pro Tag!)*
8. *Squash & Badminton: Das geht mir zu sehr auf die Knochen. (Quatsch: Wer gesund und gut austrainiert ist, trägt bei solchen Schnellkraftsportarten kein größeres Risiko als beim Joggen oder Schwimmen. Und wer Probleme bekommt, kann ja immer noch auf eine andere Sportart umsteigen.)*

Halten Sie Disziplin – auch in der Pause!
Dass wir zum Einhalten unseres Trainings Disziplin brauchen, ist eine triviale Wahrheit, die wir nicht weiter erklären müssen. Wichtig ist aber auch, dass Sie während der Trainingspausen eine gewisse Disziplin einlegen.
Und damit ist keinesfalls gemeint, dass Sie in den Pausen fanatisch irgendwelche Diätvorschriften befolgen sollen. Im Gegenteil! Es geht vielmehr darum, dass Sie in den Pausen *wirklich nichts tun.* Widerstehen Sie also der Versuchung, dass Sie in der Euphorie Ihrer Trainingsfortschritte irgendwelche Programmpunkte Ihres Trainingsplans überspringen.

Widerstehen Sie der Versuchung, das Trainingskonzept abzukürzen, nur weil Sie gerade einmal besondere Fortschritte gemacht haben. Wenn Sie es geschafft haben, 10 Kilometer unter 50 Minuten zu laufen, lehnen Sie sich zurück und genießen Sie Ihren Erfolg, anstatt schon am nächsten Tag wieder auf die Piste zu gehen und dabei möglicherweise sogar den Versuch zu starten, Ihre frisch errungene Bestzeit zu toppen. Denn erstens wird es Ihnen kaum gelingen, und zweitens rauben Sie Ihrem Körper die Erholungspausen, die er braucht, um Trainingsfortschritte machen zu können. Ein Kernsatz der Trainingslehre heißt: „Der eigentliche Trainingseffekt spielt sich in den Pausen ab." Halten Sie sich daran! Es wird Sie vor Enttäuschungen und letztlich vor dem vorzeitigen Ende Ihrer Jogging-Ambitionen schützen.

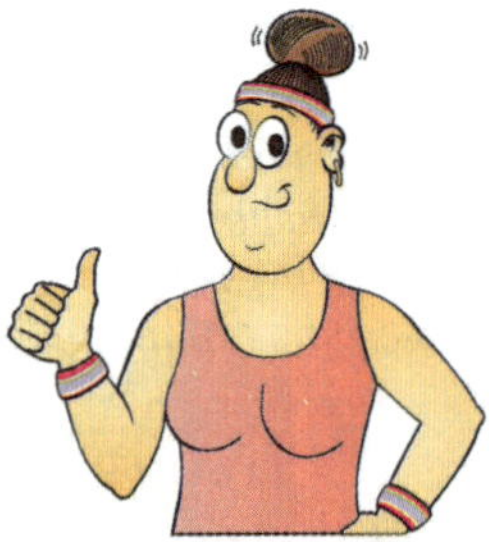

Halten Sie Ihre Trainingspausen ein! Denn das schützt Sie nicht nur vor Erschöpfung und Trainingsrückschritten, sondern auch vor Verletzungen. Die zahlreichen Verletzungen im Profi- und Spitzensport haben weniger etwas mit den dortigen Belastungsintensitäten zu tun, als vielmehr damit, dass Körper und Psyche nicht die notwendigen Erholungspausen gegönnt werden.

Food for Run: die optimale Fitness-Nahrung
Sicherlich spielt die Ernährung eine Hauptrolle, wenn es um natürliche Maßnahmen zur Leistungssteigerung des Sportlers geht. Ein Kraftsportler, der seinen Speiseplan mit zu wenig Proteinen anreichert und stattdessen Marmeladebrötchen zum Frühstück und Pommes zum Mittagessen isst, wird kaum Erfolg haben. Ähnliches gilt für den Ausdauersportler, der in seinen Speisen an Kohlenhydraten spart und lieber auf Wurstbrote zum Frühstück und fette Steaks zum Mittagessen setzt.
Eine andere Tatsache ist jedoch, dass nicht wenige Freizeitsportler dazu neigen, der Ernährung eine überdimensionale Rolle zuzuschreiben. Auf diese Weise verkrampfen sie, und das führt dazu, dass ihre Leistung nachlässt. Auch sehen wir immer wieder Hobbysportler, die massenweise Nahrungsergänzungen in Form von Vitamintabletten oder Kohlenhydratriegeln in sich hineinstopfen. Eine unnötige Geldverschwendung! Denn wer zwei- bis dreimal die Woche trainiert und hin und wieder einen Wettkampf bestreitet, braucht keine Nahrungsergänzungen! Es sei denn, dass er sich ansonsten schlecht ernährt – doch gerade das sollte bei Sportlern nicht der Fall sein: Wer einmal beschlossen hat, sich regelmäßig zu bewegen, achtet in der Regel auch auf eine halbwegs gesunde Ernährung.
Der Eiweißbedarf. Muskeln bestehen aus Eiweiß, und da Sportler nun einmal mehr Muskeln haben als Nicht-Sportler, kursiert weithin die Überzeugung, dass Sportler einen erhöhten Eiweißbedarf hätten. Diese These ist jedoch nur ein Vorurteil. Denn der tägliche Eiweißbedarf eines Menschen liegt bei 0,8 Gramm pro Tag und Kilogramm Körpergewicht, also bei insgesamt 47 bis 60 Gramm Eiweiß pro Tag. In Trainingsphasen mit gesteigertem Muskelaufbau ist dieser Bedarf zwar erhöht, doch selbst bei einer extremen Steigerungsquote von einem Viertel (25 Prozent) kommt man nicht auf mehr als 60 bis 80 Gramm. Diese Zahlen werden bereits

mit der durchschnittlichen Mischkost des Bundesbürgers erreicht (denn schon ein normales Schweineschnitzel mit Erbsen und Kartoffeln enthält ungefähr 60 g Eiweiß). Sie können allerdings, wenn Sie Ihr Gewicht schnell reduzieren wollen, gerne einmal auf eine Mahlzeit täglich verzichten und sie durch ein Eiweißpulver oder einen Eiweißdrink ersetzen.
Der Kohlenhydratbedarf. Kohlenhydrate – sprich: Zucker – bilden die vorrangige Energiequelle unseres Körpers, und da ein Sportler besonders viel Energie braucht, müssen Kohlenhydrate eine besondere Rolle in seinem Speiseplan spielen. Kohlenhydrate werden in unserem Körper in den so genannten Glykogenspeichern von Muskeln und Leber als Energiereservoir bereit gehalten. Unser Ernährungsziel muss daher lauten, diese Speicher möglichst gefüllt zu halten, damit uns während des Sports nicht im wahrsten Sinne der Saft ausgeht. Freizeitsportler schaffen das in der Regel schon, indem sie den Kohlenhydratanteil ihrer Nahrung auf etwa 50 Prozent anheben. Wichtig ist aber auch, die Betonung auf komplexe Kohlenhydrate (Mehrfachzucker) zu legen und nicht auf die einfachen Zucker, wie sie etwa in Süßwaren, Cola- und Limogetränken zu finden sind. Denn nur komplexe Zucker gewährleisten eine ausreichende Füllung der Glykogenspeicher. Bei einfachen Zuckern kann es passieren, dass der Körper mit massiven Insulinreaktionen antwortet, um den Blutzuckerspiegel vor ungesunden Abweichungen zu schützen. Diese Reaktion führt dazu, dass der zugeführte Einfachzucker in Körperfett umgewandelt und abgelagert wird.

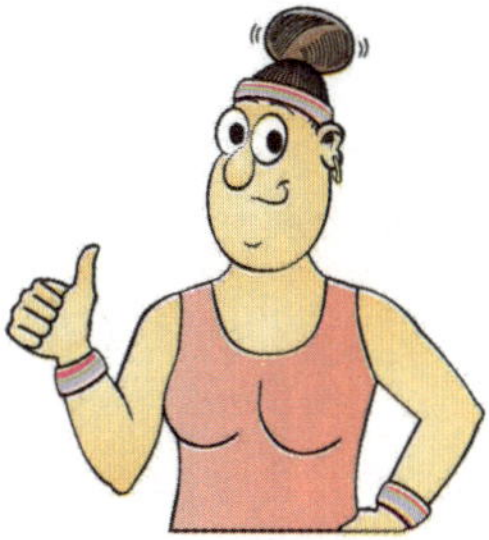

Diese Nahrungsmittel mit hohem Mehrfachzuckeranteil bringen den Sportler auf Touren

Nahrungsmittel	*Anteil der Mehrfachzucker in g auf 100 g*
Backwaren	
Haferflocken	*60,5*
Knäckebrot, Roggen	*64,0*
Knäckebrot, Weizen	*66,5*
Puffmais	*67,0*
Reismehl	*77,8*
Salzstangen	*74,5*
Zwieback	*72,5*
Gemüse	
Erbsen, reif	*54,0*
Linsen, reif	*50,8*

(Konserven dieser Gemüsesorten enthalten nur noch ein Fünftel des Anteils an Mehrfachzuckern!)

Kartoffeln	
gekochte und geschälte Kartoffel	*16,3*
Kartoffelklöße	*18,4*
Kartoffelpuffer	*24,6*

Nüsse und Samen	
Erdnuss	*5,5*
Cashewnuss	*13,2*
Sonnenblumenkerne	*10,0*
Obst	
Banane	*2,7*
Teigwaren	
Vollkornnudeln	*58,0*

Weitere Nahrungsmittel mit hohem Kohlenhydratanteil sind: Bohnen, Knoblauch, Kürbis, Meerrettich, Karotte und Rote Beete.

Der Fettbedarf. Fette haben in heutiger Zeit ein schlechtes Image, sie gelten als Auslöser von Übergewicht, Darmkrebs, Diabetes und Herz-Kreislauf-Erkrankungen. Für den Sportler treffen diese Vorbehalte jedoch nicht unbedingt zu. Denn bei sportlichen Belastungen von geringer und mittlerer Intensität werden Fette von Beginn an – neben den Kohlenhydraten natürlich – zur Energiegewinnung herangezogen. Ihr Anteil nimmt im weiteren Verlauf der Tätigkeit immer stärker zu: Durchtrainierte Ausdauersportler decken bei mehrstündiger Muskelarbeit bis zu 90 Prozent der Energien aus dem Fettstoffwechsel!

Nichtsdestoweniger leiden wir heute in der alltäglichen Ernährung allzu oft an starkem Fettüberschuss. Vor allem gesättigte Fettsäuren aus Tierprodukten sind überbetont. Dies erhöht nicht nur das Risiko von zahlreichen Erkrankungen, sondern senkt auch die Leistungsfähigkeit – denn wenn der Fettstoffwechsel überrepräsentiert ist, wird der Kohlenhydratstoffwechsel „an die Wand gedrückt". Für den Athleten ist das von großem Nachteil, denn der Fettstoffwechsel liefert ihm nur Energien, die nicht schnell verfügbar sind. Das kann

sich gerade bei Sportarten wie Tennis und Fußball, in denen die Intensität immer wieder stark wechselt, als „Leistungskiller“ erweisen.
Der Fettanteil in der Sportlerernährung sollte daher nicht mehr als 30 Prozent betragen, das entspricht etwa 80 bis 100 Gramm. 50 bis 70 Prozent davon sollten aus einfach und mehrfach ungesättigten Fetten bestehen. Letzteres bedeutet, dass wir den Anteil an pflanzlichen Fetten sowie Fischfett deutlich anheben und den Anteil an tierischen Fetten deutlich senken müssen.

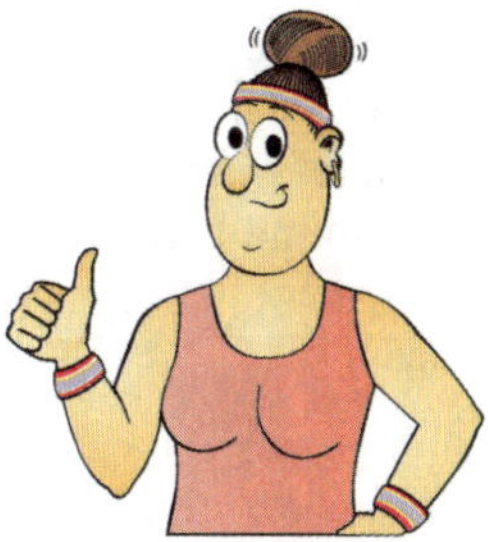

Der richtige Umgang mit Fetten

1. *Bauen Sie mehr pflanzliche Öle (vor allem Olivenöl und Nüsse) in Ihre Ernährung ein!*
2. *Bringen Sie mindestens ein-, besser zweimal die Woche ein Fischgericht auf den Tisch! Fischöl gilt als wirksamer Schutz vor Entzündungen.*
3. *Meiden Sie Nahrungsmittel mit versteckten tierischen Fetten! Dazu zählen Salami und andere Wurstwaren, Kuchen, Gebäck, Torten, Schokolade und Pommes frites.*
4. *Braten Sie nur mit ungehärteter Margarine, Butter oder Pflanzenöl; auch hier bietet sich aufgrund seiner Hitzebeständigkeit vor allem das Olivenöl an!*

5. *Erhitzen Sie beim Braten die Fette nicht über 150 Grad! Denn das führt zur Freisetzung aggressiver Substanzen (freier Radikale)!*
6. *Verwenden Sie zum Frittieren nur reine Pflanzenfette!*
7. *Lagern Sie Ihre Speiseöle und Speisefette kühl und vor Licht geschützt!*

Der Vitaminbedarf. Dass Sportler aufgrund ihrer gesteigerten körperlichen Aktivität mehr Vitamine als andere Menschen brauchen, ist klar. Doch Ausgleichssportler brauchen keine Vitaminpräparate, denn die Vitamindeckung über die Nahrung – wo ja selbst in einer Salami Vitamin C zur Konservierung und in den Fruchtsäften Beta-Carotin zur Färbung zugefügt werden – war noch nie so gut wie heute. Viel nützlicher als die Einnahme von Vitaminpräparaten ist ein Ernährungsplan, der nicht nur viele Vitamine enthält, sondern auch dafür sorgt, dass keine Vitamine vernichtet werden.

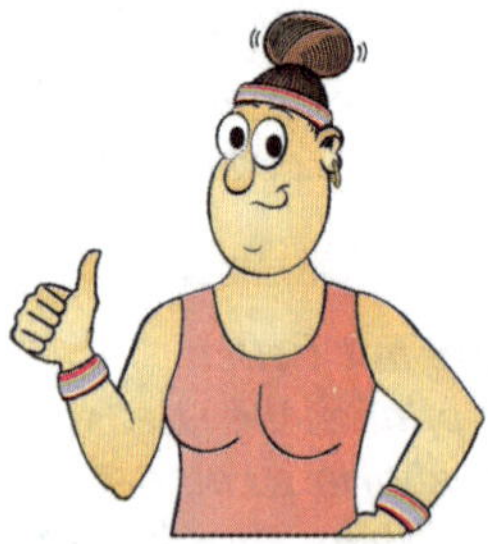

So kommen Sie an Ihre tägliche Vitaminration!

1. *Essen Sie jeden Tag ein Stück Obst und zwei Portionen Gemüse, am besten einmal als Rohkost und einmal als Gemüsebeilage.*
2. *Verwenden Sie kein Obst und Gemüse aus Dosen, denn dort finden sich nur noch Bruchteile der ursprünglichen Vitaminration! Meiden Sie auch Fertiggerichte und Tü-*

tensuppen! Denn es gilt: Je mehr industrielle Verarbeitung, desto größer der Vitaminverlust.

3. *Am vitaminreichsten ist frisches Obst und Gemüse, das möglichst kurze Transportwege und Lagerzeiten hinter sich hat. Bei einigen Gemüsesorten wie Grünkohl und Erbsen kann allerdings auch Tiefkühlkost die vitaminreichere Alternative sein. Bei der Frischware sollte man zudem den Obst- und Gemüsehändler ruhig fragen, wo und unter welchen Bedingungen er eigentlich seine Obst- und Gemüsewaren einkauft.*
4. *Verzichten Sie auf langes Erhitzen, denn das bringt viele Vitamine zu Fall! Bevorzugen Sie schonende Garverfahren wie Dünsten, Dämpfen und Blanchieren.*
5. *Auch wenn langes Kochen Vitamine kostet: Rohkost ist nicht immer das einzig Wahre! Möhren und Tomaten etwa gewinnen, wenn man sie zerkleinert und danach – mit etwas Fett – schonend gart. Im rohen Zustand könnten wir ihr Beta-Carotin gar nicht richtig verwerten.*
6. *Achten Sie darauf, dass Ihr Brot zu 100 Prozent aus Vollkornmehl hergestellt wurde, der Teig sollte ohne Zusätze zubereitet sein. Natursauerteig und natürliche Backfermente reichen aus, um ein leckeres Brot zu backen.*
7. *Vorsicht vor den Vitaminräubern! Zu den größten Vitaminkillern gehört neben dem Rauchen und exzessivem Alkoholkonsum die Anti-Baby-Pille. Sie geht vor allem zu Lasten der B-Vitamine, die für den Stoffwechsel des Sportlers von enormer Bedeutung sind.*

Der Mineralienbedarf. Sportler haben einen erhöhten Mineralienbedarf, weil sie große Mengen dieser wichtigen Biostoffe über den Schweiß verlieren. Nichtsdestoweniger lassen sich nur selten Mineralienmängel beobachten, weil eine ausgewogene Ernährung normalerweise für die Bedarfsdeckung ausreicht. Weibliche Sportler zeigen allerdings mitunter erniedrigte Eisenwerte im Blut, die gerne mit entspre-

chenden Präparaten behandelt werden. Sie führen jedoch oft nur zu Begleiterscheinungen wie dunklem Stuhlgang und Verstopfungen, während die Eisenpegel im Blut unverändert bleiben. Das ist ein deutliches Zeichen dafür, dass die niederen Eisenwerte nur das Symptom einer anderen Erkrankung sind. Und in der Tat: Wissenschaftliche Studien belegen, dass der Eisenwert immer dann sinkt, wenn im Körper Infekte oder Entzündungen aktiv sind. Es handelt sich hier um einen natürlichen und sinnvollen Vorgang, denn indem unser Organismus Eisen aus dem Blut zieht, entzieht er den Bakterien einen ihrer wichtigsten Nährstoffe.
Bei niedrigen Eisenwerten sollte man am besten daher erst einmal danach schauen, ob die betreffende Sportlerin nicht irgendwo in ihrem Körper an einer versteckten Infektion oder Entzündung leidet. Zu den weiteren Maßnahmen gehört eine Stärkung der Immunabwehr, beispielsweise durch den Verzehr von Eberrautentee. Die Zubereitung: 1 gehäuften Teelöffel auf 1 Tasse kochendes Wasser, 5 bis 8 Minuten zugedeckt ziehen lassen, schließlich abseihen. 2 bis 3 Tassen pro Tag. Sie erhalten Eberrautentee in den Apotheken.

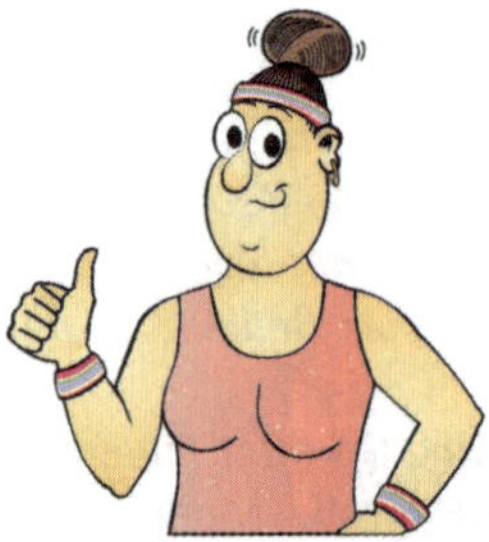

So kommen Sie an Ihre tägliche Mineralienration!

1. *Essen Sie jeden Tag ein Stück Obst und zwei Portionen Gemüse, am besten einmal als Rohkost und einmal als Gemüsebeilage.*

2. *Vermeiden Sie Nahrungsmittel aus Dosen. Denn Dosenwaren enthalten extrem hohe Werte an Kochsalz, während andere Mineralien deutlich reduziert sind.*
3. *Verzehren Sie bei gegartem Gemüse möglichst immer das Kochwasser mit (man kann es ja in der Sauce verarbeiten), denn im Kochwasser befinden sich viele gelöste Mineralien.*
4. *Essen Sie Vollkorn- statt Weißmehl.*
5. *Essen Sie zur Deckung des Jod- und Fluorbedarfs mindestens zweimal pro Woche Fisch.*
6. *Achten Sie auf die Mineralienräuber! So entziehen Entwässerungs- und Abführmittel unserem Körper Kalium und Magnesium, während Kortison und Barbiturate sowie Cola- und Limonadengetränke sich vor allem auf die Kalziumversorgung negativ auswirken. Starker Alkoholkonsum geht zu Lasten fast aller Mineralien, vor allem aber zu Lasten von Zink.*

Der Wasserbedarf. Der Erwachsene benötigt etwa 1,5 Liter Flüssigkeit pro Tag, hinzu kommen 700 Milliliter über die Nahrung und 300 Milliliter, die aus seinem Stoffwechsel frei werden. Beim Sport kann der Bedarf auf ein Vielfaches ansteigen, beim Ausgleichsport ist der Bedarf jedoch nur geringfügig erhöht: Sportliche Aktionen von 45 bis 60 Minuten erfordern noch keine unmittelbare Flüssigkeitszufuhr, es reicht, wenn man danach ausgiebig trinkt. Optimale Getränke sind Leitungswasser und kohlensäurearme Mineralwässer, ein Gemisch aus 1 Teil Apfelsaft und 3 bis 4 Teilen Mineralwasser gewährleistet gleichzeitig noch eine moderate Zufuhr von Mineralien und Kohlenhydraten, außerdem wird es aufgrund seines so genannten osmotischen Drucks besonders schnell von unserem Körper aufgenommen.
Die vorgefertigten Sportler-Drinks sind in der Regel überflüssig, sie sind erst bei Belastungen von mehr als einer Stunde sinnvoll – und selbst dann kann man sie durch das be-

reits erwähnte Wasser-Fruchtsaft-Gemisch problemlos und preiswert ersetzen. Achten Sie darauf, das die Getränke nicht zu kalt sind, denn das fördert Halsentzündungen und Bauchkrämpfe mit Durchfall!

Durchatmen statt hecheln: Ausdauertraining

Wie schon der Name sagt, zielt Ausdauertraining vor allem darauf ab, eine bestimmte sportliche Leistung über eine längere Dauer durchzuhalten. Um das zu gewährleisten, ist der Körper gezwungen, das Herz-Kreislauf-System „anzuwerfen“: Ausdauertraining ist also in erster Linie ein Herz-Kreislauf-Training.

Die Wirkungen von Ausdauertraining auf Herz und Kreislauf sind mannigfaltig. So führt es zu einem Wachstum des Herzmuskels, was – wie bei anderen Muskeln auch – bedeutet, dass das Herz eine größere Leistung erbringen kann. Weiterhin führen schon wenige Wochen Ausdauertraining zu einer Senkung des Herzruhepulses. Das Herz eines Läufers schlägt in Ruhe seltener als das Herz eines Untrainierten, es läuft sozusagen im Schongang. Bereits eine Reduktion von 80 auf 70 Schläge pro Minute erspart dem Herz die Arbeit von 600 Schlägen pro Stunde. Man kann erahnen, was hier pro Jahr zusammenkommt. Ausdauersportarten verbessern zudem die Durchblutung. Und zwar nicht nur in den Muskeln, sondern auch im Gehirn. Um sage und schreibe 30 Prozent steigt der Blutfluss zwischen den grauen Zellen, wenn sich der Mensch intensiv im Ausdauerbereich bewegt. Durchaus möglich, dass sich dieser Effekt auch auf die Intelligenz auswirkt. So zeigten sich in einer amerikanischen Studie deutliche Verbesserungen am IQ von Testpersonen, die 10 Wochen lang ein Fitnesstraining mit Schwerpunkt Jogging durchführten. (Prof. Ulrich Bartmann: „Laufen und Joggen für die Psyche“, Tübingen, 2001, S. 32.)

Ausdauertrainierte haben schließlich eine deutlich bessere Kapillarisierung in den Muskeln als Untrainierte, ihr Muskelgewebe wird also besser durchblutet. Und: Auch wenn Marathonläufer ganz anders aussehen als Bodybuilder und Gewichtheber – für Anfänger und Hobbysportler ist Lauftraining ein intensiver Wachstumsreiz auf die Muskulatur. Dieser Effekt kann sich langfristig auch aufs Übergewicht auswirken, denn Muskeln verbrauchen auch im Ruhezustand mehr Kalorien als passives Fettgewebe, weil sie ständig eine Grundspannung halten müssen.

Es gibt eine ganze Reihe von Sportarten, die den Körper im Ausdauerbereich belasten. Dazu gehören fast alle Ballsportarten – doch gerade Anfänger oder Wiedereinsteiger führen sie in der Regel nicht intensiv genug aus, sodass der Trainingseffekt auf die Ausdauer zu gering ausfällt. Oder anders ausgedrückt: Sie machen beim Spiel zu viele Pausen, sodass ihr Herz-Kreislauf-System eigentlich keinen richtigen Trainingsreiz erhält. Außerdem bergen Ballsportarten für Anfänger und Wiedereinsteiger ein erhöhtes Unfallrisiko.

Besser sind da schon Sportdisziplinen mit langsamen, gut zu kontrollierenden Bewegungsabläufen, wie etwa Schwimmen, Jogging, Walking und Radfahren.

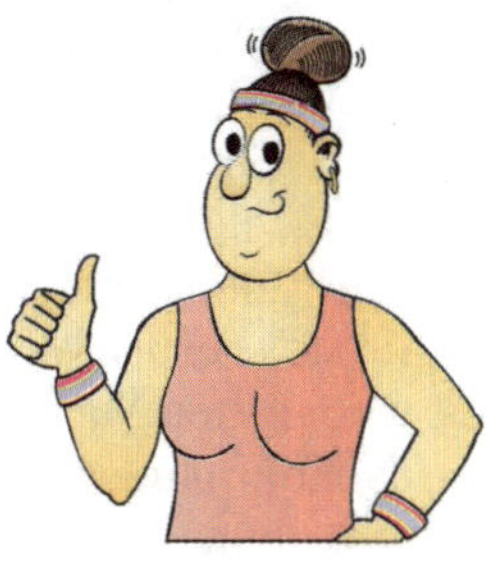

Langes Radfahren, Schwimmen, Laufen oder Walken – all das hält Herz und Kreislauf jung. Und Alma träumt davon, demnächst vielleicht wieder in die fünfte Etage steigen zu können, ohne danach die Lunge herauszuhusten …

Schwimmen: Bewegung mit Leichtigkeit

Bewegung im Wasser gehört sicherlich zu den gesündesten Sportarten überhaupt, weil kaum eine andere Disziplin die Gelenke und die Wirbelsäule so entlastet. Allerdings kann sie unter bestimmten Voraussetzungen durchaus Risiken bergen. So werden oft die Wirkungen unterschätzt, die von den Temperaturen des Badewassers auf den menschlichen Organismus ausgehen. Der Aufenthalt in kühlerem Wasser bei Temperaturen von unter 24 Grad wirkt nämlich anregend auf das vegetative Nervensystem. In der Folge kommt es zu einer Steigerung der Muskelspannung – ein Effekt, der natürlich für Menschen mit ohnehin hoher Muskelspannung unerwünscht ist. Für Patienten mit niedrigem Blutdruck und Hang zu chronischer Müdigkeit hingegen kann das Schwimmen im kalten Wasser durchaus hilfreich sein.

Demgegenüber wirkt warmes Wasser mit Temperaturen von über 28 Grad beruhigend, es wird genau jener Teil des vegetativen Nervensystems aktiviert, der die Muskelspannung herabsetzt, die Atemwege eng stellt und uns insgesamt entspannt oder sogar etwas schläfrig macht. Für Asthmatiker, aber auch für eher antriebsschwache und zur Müdigkeit neigende Menschen sind daher Aufenthalte im warmem Wasser nicht geeignet. Wer jedoch Entspannung aus dem Stress-Volldampf seines Alltages sucht, der sollte häufiger mal den Warmwassertag in den Schwimmbädern nutzen.

Ansonsten gilt: Lassen Sie sich bei der Wahl Ihres Schwimmstils nicht von der weit verbreiteten Mahnung leiten, wonach Rückenschwimmen das Nonplusultra sei, weil es bei ihm, im Unterschied zum Brustschwimmen, nicht zu Überstreckungen der Halswirbelsäule kommt. Tatsache ist, dass diese Überstreckung einem Menschen mit gesunder Wirbelsäule nichts ausmacht. Und eine weitere Tatsache ist, dass man in unseren öffentlichen Schwimmbädern mit ihrem regen Publikumsverkehr schon wissen muss, wo man hinschwimmt, um

Kollisionen zu vermeiden – und das klappt beim Rückenschwimmen nicht so ohne weiteres. Also bleiben Sie getrost beim Brustschwimmen!
Wichtiger als Ihr Schwimmstil ist, dass Sie sich im Schwimmbad nicht zu sehr schonen, dass Sie aber auch nicht übermäßig aus der Puste kommen. Sie sollten zügig vorwärts kommen, aber immer noch ohne Sauerstoffnot kontrolliert ein- und ausatmen können. Für die ersten Einheiten reicht es, wenn Sie 10 bis 15 Minuten in einem Stück durchschwimmen. Danach kann eine kleine Pause kommen, der Sie dann die nächste Einheit folgen lassen. Später sollte es möglich sein, die Einheiten auf 20 bis 30 Minuten auszuweiten. Diese Zeiten hat man ja schließlich auch irgendwann einmal beim Fahrtenschwimmer geschafft, oder?
Am besten messen Sie zur Belastungskontrolle zwischen Ihren Schwimmeinheiten immer wieder den Puls. Beispielsweise an der Halsschlagader neben dem Kehlkopf. Zählen Sie die Schläge pro 10 Sekunden, multiplizieren Sie dann diese Zahl mit 6. Haben Sie einen Puls von mehr als 140? Dann müssen Sie kürzer treten, das Tempo reduzieren. Schafft es Ihr Puls nicht an die 120er-Grenze? Dann können Sie im Tempo ein wenig anziehen.

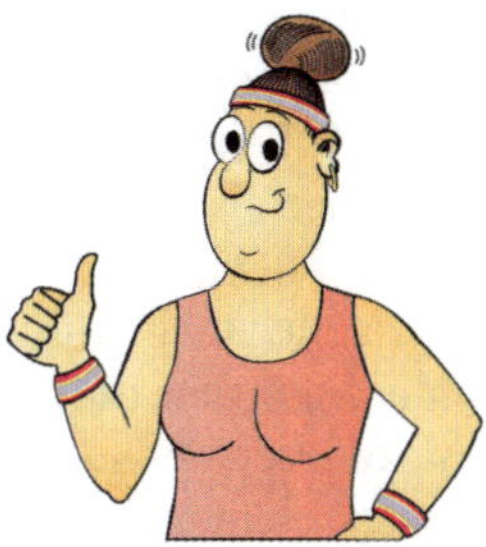

Schwimmen schont die Gelenke und die Wirbelsäule, außerdem trainiert es auf wunderbar leichte Weise Herz und Kreis-

lauf. Oder haben Sie schon mal einen Fisch gesehen, der Rückenschmerzen hatte – oder einen Herzinfarkt?

Radfahren: auf den Sattel achten!

Beim Radfahren kommt es zu erheblich geringeren Stoßbelastungen als beim Joggen oder bei anderen Sportarten, die zu Fuß abgeleistet werden. Es eignet sich daher auch für übergewichtige Menschen – sofern sie einige wichtige Regeln beachten.

So kam eine Untersuchung der Universität Erlangen zu dem Ergebnis, dass drei Viertel aller Fahrradsättel falsch eingestellt sind. Dadurch kann es zu Nacken- und Rückenbeschwerden sowie Gelenkverschleiß an den Knien kommen, ganz zu schweigen davon, dass eine falsche Sattelstellung die Beinmuskeln in ungünstigen Winkeln arbeiten und dementsprechend schneller ermüden lässt. Der Radfahrer sollte also genau auf die Höhe seines Sattels achten. Als Grundregel gilt: Das Kniegelenk sollte bei normaler Sitzposition im untersten Pedalumdrehungspunkt etwa 170 bis 175 Grad gebeugt sein. Damit man nun konkret ermitteln kann, auf welche Höhe der Sattel eingestellt werden muss, setzt man sich auf den Drahtesel und tritt ein Pedal nach unten. In normaler Sitzposition und bei gestrecktem Bein muss nun die Ferse das Pedal berühren können.

Die optimale Lenkerhöhe hängt davon ab, welche Art des Radfahrens bevorzugt wird. Wer lieber gemütlich durch die Lande „lustradelt“, wird eher eine aufrechte Haltung bevorzugen und dementsprechend den Lenker auf Höhe des Sattels stellen. Wer es lieber schneller mag, wird hingegen die vorgebeugte Haltung wählen, um den Luftwiderstand zu reduzieren. Rennfahrer positionieren den Lenker bis zu fünf Zentimeter tiefer als den Sattel, es muss allerdings noch möglich sein, dass der Fahrer frei durchatmen kann und sich nicht zusammenkauern muss.

Von großer Bedeutung für den gesundheitlichen Wert des

Radfahrens ist schließlich auch, in welchem Gang gefahren wird. Die meisten Anfänger benutzen vornehmlich die hohen Gänge ihres Rades. Die Folge: Sie ermüden relativ schnell und beanspruchen vor allem ihre Kraftreserven, wo es doch beim Radfahren vor allem darum gehen sollte, das Herz-Kreislauf-System zu trainieren. Daher: Wer keine überdimensionalen Beinmuskeln, sondern einen belastbaren Herzmuskel will, sollte so oft wie möglich in niedrigen Gängen fahren, damit er richtig ins Strampeln kommt.

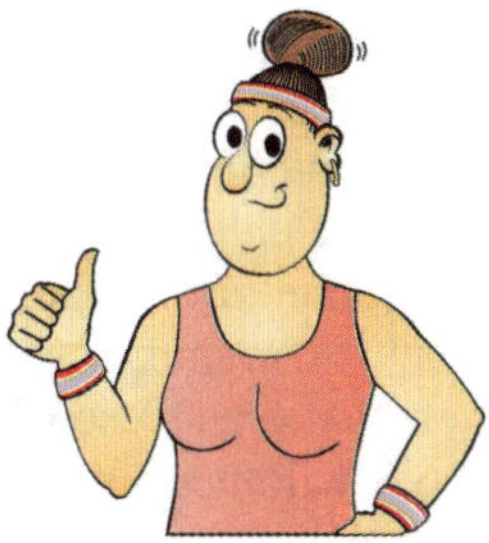

Radfahren trainiert Herz und Kreislauf, außerdem bekommt man viel von der Landschaft mit. Wem freilich das Fahren im Freien zu gefährlich oder aufwändig ist, kann auch auf den Hometrainer ausweichen. Achten Sie jedoch darauf, dass Sie nicht zu sehr aus der Puste kommen und der Pulsschlag nicht über 140 geht – denn dann werden nur die Muskeln sauer, und das bringt für Herz und Kreislauf nur wenig!

Walking: der Spaziergang zur Gesundheit

Wissenschaftliche Studien belegen: Schon 45 Minuten Spazierengehen pro Woche reichen, um das Risiko von Schlaganfällen und Herzinfarkten deutlich zu senken. Optimal für die Gesundheit ist es aber, wenn man pro Tag eine Stunde lang als Fußgänger aktiv wird: Hier sinkt im Verhältnis zu überwiegend sitzenden und inaktiven Personen das Risiko für Herz-Kreislauf-Erkrankungen um etwa 50 Prozent.

Kein Wunder, dass auch die Sportmedizin zunehmend Interesse am Spazierengehen oder seiner ausgereifteren Form – dem Walking – findet. Die „Deutsche Zeitschrift für Sportmedizin" (Oktober 2002, S. 292f.) resümiert: „Walking stellt insbesondere für den Neu- und Wiedereinsteiger im Sport mit geringer Leistungsfähigkeit eine günstige Bewegungsform dar." Und: „Gerade Übergewichtige können davon profitieren." Denn die Stoßbelastungen auf die Gelenke fallen beim Walking deutlich geringer aus als beim Jogging.

Nichtsdestoweniger gilt es auch beim Walking, einige Trainingsregeln zu beachten. Im Unterschied zum Joggen, wo die Trainierenden sich gerne überlasten und dementsprechend „zurückgepfiffen" werden müssten, muss man beim Walking eher für Antrieb sorgen. Die entsprechenden Formeln lauten hier also nicht „Laufen ohne zu schnaufen", sondern vielmehr „zügiges Gehen", „strammes Marschieren" oder „sportlich flottes Gehen". Älteren Gesundheitssportlern wird ein Tempo von 5 bis 6,5 Kilometer pro Stunde empfohlen, normal leistungsfähige Walker sind hingegen bei einem Tempo von 6,5 bis 8 Kilometer die Stunde gut aufgehoben.

Neu in der Geher-Szene ist das so genannte Nordic Walking mit speziellen Gehstöcken. Dabei werden auch die Arme verstärkt ins Training einbezogen, mit der Folge, dass ein größerer Anteil der Gesamtmuskulatur beansprucht wird. Die Technik erinnert an den Skilanglauf und ist relativ leicht zu erlernen. Tatsache ist jedoch, dass man auch beim normalen strammen Spaziergang voll auf seine gesundheitlichen Kosten kommt – denn auch dabei werden schon genug Muskeln bewegt, um das Herz-Kreislauf-System in Schwung zu bringen.

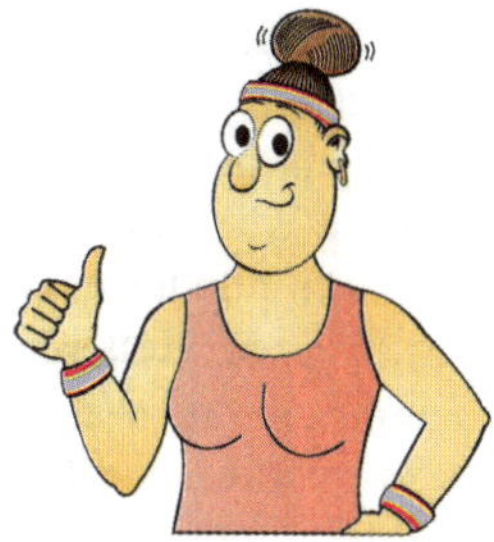

Gerade Übergewichtige sind beim Walking gut aufgehoben, weil diese Sportart die Gelenke schont. Doch niemals vergessen: Der Schaufensterbummel ist noch lange kein Walking! Wer wirklich gesundheitlich profitieren will, muss mindestens eine halbe Stunde stramm marschieren.

Jogging: der Klassiker mit Wohlfühl-Effekt

Jogging ist nach wie vor die Königsdisziplin der Ausdauersportarten, ganz einfach deshalb, weil eigentlich jeder gesunde Mensch laufen kann und auf diese Weise in relativ geringer Zeit (beim Walking muss man länger aktiv sein, um einen Effekt zu erzielen!) etwas für seine Gesundheit tun kann. Allerdings beklagen Sportmediziner, dass viele Jogger zu schnell auf lange Strecken gingen. Ihnen fehlt dann die notwendige körperliche Fitness, und weil ein überforderter Körper generell anfälliger für Verletzungen ist, kommt es dementsprechend häufiger zu joggertypischen Verschleißerscheinungen wie Knochenhautentzündungen, Wirbelsäulenschäden und Arthrose an den Kniegelenken. Also: Fangen Sie erst einmal mit kurzen Laufstrecken von 12 bis 20 Minuten an!

In den letzten Jahren haben sich Entzündungen an der Achillessehne an die Spitze der Joggingschäden gesetzt. Paradoxerweise hat diese Entwicklung jedoch ihre Ursache ausgerechnet darin, dass die Laufschuhe von Herstellerseite mit immer besseren Dämpfungen ausgerüstet wurden, um die

Bewegungen des Läufers besser abfangen zu können. Wenn jedoch die Kissen zu hoch sind, nehmen am Fuß die Geschwindigkeit und die Hebelkräfte der seitwärts gerichteten Abrollbewegung zu, und die Achillessehne wird stark belastet. Und wenn dann die Sehne erst einmal entzündet ist, ist guter Rat teuer: Achillessehnenbeschwerden führen nicht selten zu monatelangen Trainings- und Wettkampfpausen. Also: Lassen Sie sich beim Schuhkauf nicht von irgendwelchen Trends leiten, sondern einzig und allein davon, wie Sie sich in den Schuhen fühlen!

Viele orthopädischen Probleme werden zudem dadurch ausgelöst, dass der Jogger über die Ferse abrollt und sich in jeden Schritt mit gestrecktem Kniegelenk hineinfallen lässt. Dadurch ist der Bewegungsapparat gezwungen, den Stoß abzufangen. Und diese Fersenläuferproblematik kann auch nicht durch aufwendig konstruierte und sündhaft teure Schuhe gelöst werden. Wichtiger ist es, den Laufstil zu verbessern, beispielsweise durch Barfußlaufen im Sand oder in einer großen Kiste mit Maiskörnern. Nebenher sollte noch per Gymnastik und Krafttraining ein Muskelgerüst aufgebaut werden, um den Körper richtig auszubalancieren.

Die optimale Trainingshäufigkeit liegt für den Gesundheitsjogger bei mindestens zwei, besser drei Einheiten pro Woche, es sei denn, es wird noch eine andere Sportart betrieben, dann reicht möglicherweise auch eine wöchentliche Trainingseinheit. Das Tempo sollte so gewählt werden, dass eine unterschwellige Belastung vorliegt. Das merkt der Jogger daran, dass er noch problemlos durch die Nase einatmen und möglicherweise sogar noch ein Gespräch mit dem Trainingspartner führen kann.

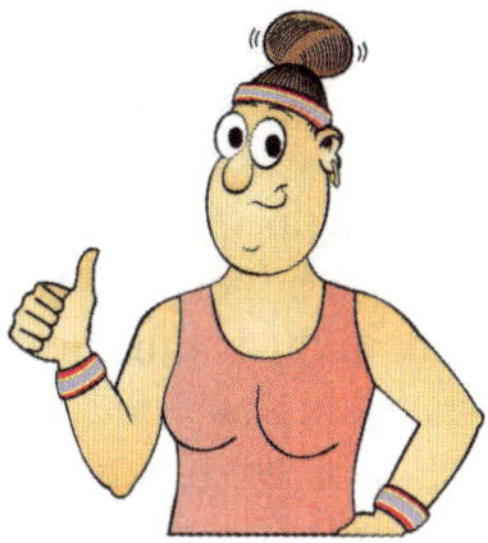

Joggen gehört immer noch zu den besten Sportmethoden, wenn Sie etwas für die Gesundheit tun wollen. Doch muten Sie sich nicht zu viel zu! Laufen ohne zu schnaufen ist erst einmal die Devise. Das Land des Hechelns mit hohen Geschwindigkeiten und ultralangen Strecken dürfen Sie frühestens nach einem Jahr systematischen Aufbautrainings betreten.

Power statt Schmerzen: Krafttraining

Die Zeiten sind vorbei, als Kraft- und Muskelaufbautraining als Marotte von einigen spinnerten Bodybuildern abgekanzelt wurde. Heute haben immer mehr Menschen begriffen, dass ein funktionsfähiges Muskelkorsett vor zahlreichen Erkrankungen schützen kann. Vor allem die Wirbelsäule profitiert von einer kräftigen Muskulatur, aber letzten Endes trägt sie auch zu einer Verbesserung der Gewebezusammensetzung bei: Kräftige Muskeln haben auch im Ruhezustand einen erhöhten Kalorienverbrauch, der zu Lasten der Fettdepots geht. Deshalb funktionieren Abspeckkuren erheblich leichter, wenn sie mit Krafttraining unterstützt werden.

Man kann Krafttraining natürlich in einem der mittlerweile zahlreichen Fitness-Studios betreiben, es funktioniert aber auch zu Hause. Man braucht dazu nichts weiter als ein Paar Hanteln mit austauschbaren Gewichten, die pro Hantel auf

7 bis 10 Kilogramm hochgetürmt werden können. Und noch ein paar Gewichtsmanschetten, die man sich um die Unterschenkel legen kann. Eine verstellbare Bank ist überflüssig, im Prinzip reicht auch ein stabiler Stuhl.
Bleibt die Frage nach der richtigen Belastung. Da wir im Fitness-Bereich arbeiten wollen, sollte die Belastung in allen Übungen so gewählt werden, dass Sie 15 bis 25 Wiederholungen schaffen; bei einseitigen Übungen – wenn linke und rechte Extremitäten hintereinander oder im Wechsel trainiert werden – zählen die Wiederholungen *pro Seite*, die Gesamtwiederholungszahl beträgt also 30 bis 50. Welche Kilogrammzahl man dazu auflegen muss, das werden Sie schon nach einer kurzen Zeit selbst herausfinden. Eine Krafttrainingseinheit sollte aus mindestens drei Übungen bestehen. Um eine allmähliche Steigerung zu erzielen, reicht es aus, wenn Sie zweimal pro Woche trainieren, wobei die Übungen zu mindestens zwei Dritteln wechseln sollten. Trainieren Sie auch noch einmal pro Woche in einer anderen Sportart, reicht sogar ein einmaliges Krafttraining pro Woche, dann allerdings mit mindestens vier Übungen.
Im Folgenden zeigen wir Ihnen 8 Übungen, aus denen Sie auswählen können:

Übung 1: Rückentraining mit einer Hantel
Ausgangsposition: Beugen Sie den Oberkörper nach vorn. Ein Bein (mit dem Knie) und eine Hand sind aufgestützt (auf einer Trainingsbank oder einem stabilen Stuhl), das Bein ist gebeugt, der Arm mehr oder weniger gestreckt. Das andere Bein steht mehr oder weniger gestreckt auf dem Boden, die freie Hand hält die Hantel. Erst 15 bis 25 Wiederholungen auf der einen Seite, dann die Seite wechseln.

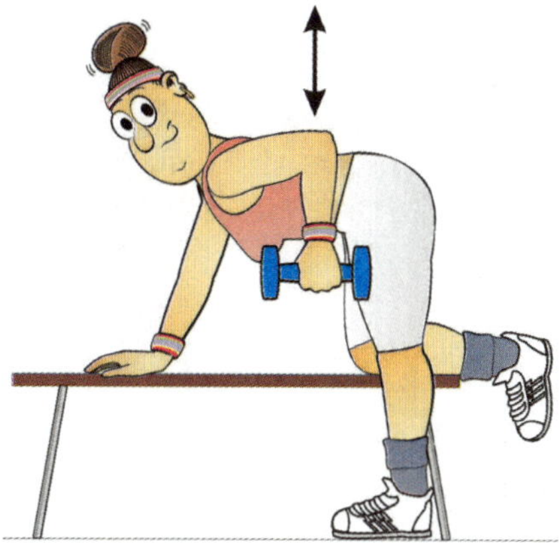

Übung: Der freie Arm zieht die Hantel vom Boden bis zur Brust nach oben. Wichtig: Der Oberkörper bewegt sich so wenig wie möglich, der Zug kommt nur aus dem Hantelarm. Die Bewegung erfolgt langsam, auch wenn die Hantel mit der Schwerkraft nach unten geführt wird.
Wirkung: Kräftigung der oberen Rückenmuskeln, der hinteren Schultermuskeln und des Bizeps im Oberarm.

Übung 2: Rückentraining mit einer Hantel, am gestreckten Arm
Ausgangsposition: wie bei Übung 1.
Übung: Die Hantel wird mit dem mehr oder weniger gestreckten Arm seitlich hoch geführt. Da hier andere Hebelverhältnisse wirken als bei Übung 1, muss das Gewicht deutlich leichter (ungefähr die Hälfte) gewählt werden. Erst 15 bis 25 Wiederholungen auf der einen Seite, dann die Seite wechseln.
Wirkung: Sehr intensive Übung für obere Rückenmuskeln und die hinteren Schulterpartien.

Übung 3: Beinbeuge im Schritt

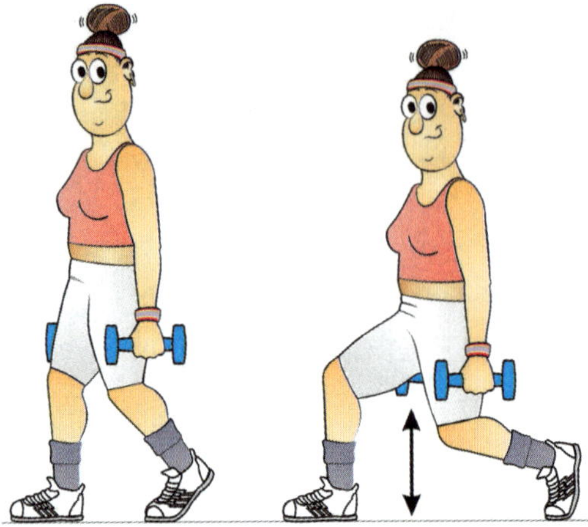

Ausgangsstellung: Im Schrittstand, in jeder Hand ein Hantel, Arm hängt stabil herunter.
Übung: Beinbeuge, Rücken bleibt aufrecht; hinteres Knie geht tief herunter, berührt aber nicht den Boden. Erst 15 bis 25 Wiederholungen auf der einen Seite, dann die Seite wechseln.
Wirkung: Kräftigung der Oberschenkel- und Gesäßpartien.

Übung 4: Standard-Kniebeuge
Ausgangsstellung: Stand, Füße stehen schulterbreit auseinander. Arme hängen mit jeweils einer Hantel stabil herunter. Sie können auch eine Hantel mit beiden Händen weit oben auf Ihrem Brustkorb deponieren.
Übung: Kniebeuge, Rücken bleibt aufrecht und durchgedrückt. Kniebeuge nicht ganz tief herunter, sondern nur so weit, bis die Oberschenkel waagrecht sind.
Wirkung: Kräftigung der Oberschenkel- und Gesäßpartien, auch die tiefe Rückenmuskulatur wird trainiert.

Übung 5: Seitheben

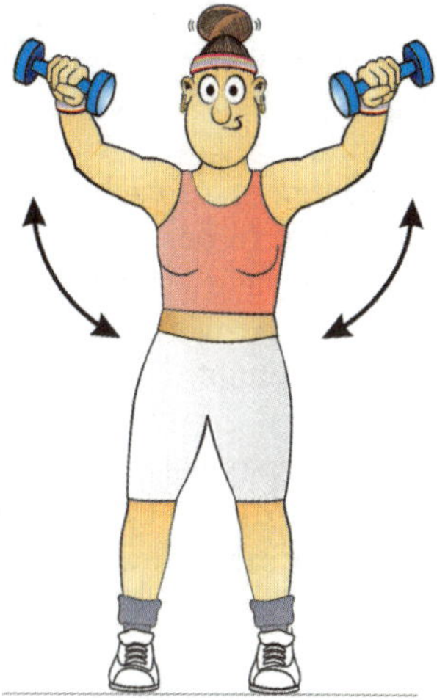

Ausgangsstellung: Sie stehen mit beiden Hanteln, die Arme hängen gebeugt herunter, Beine schulterbreit auseinander.
Übung: Beide gewinkelten Arme mit den Gewichten seitwärts hoch heben, bis die „Zehn-vor-Zwei-Position" erreicht ist, die Hanteln also ein wenig über den Schultern sind. Dann die Arme langsam herunterführen.
Wirkung: Training der äußeren Schultermuskeln und Schulterblattheber sowie der Schlüsselbein- und Nackenmuskeln.

Übung 6: Seitheben in leichter Vorwärtshaltung
Ausgangsstellung: wie bei Übung 5, Seitheben. Der Körper ist aber um 30 bis 40 Grad nach vorne gebeugt (mit durchgedrücktem Rücken), auch die Beine sind im Knie ein wenig gebeugt.
Übung: wie Übung 5. Der Oberkörper bleibt aber in Vorlage.
Wirkung: Training der hinteren Schultermuskeln, Schulterblattheber und tiefen Rückenmuskeln.

Übung 7: „Fliegendes" Brustheben

Ausgangsstellung: Sie liegen rückwärts auf dem Boden, am besten auf einer Matratze oder einem Teppich. Arme liegen mit Hanteln im 90-Grad-Winkel zu Ihrem Oberkörper, also auf einer Achse zu den Schultern. Handinnenseiten zeigen mit den Hanteln zur Decke.

Übung: Die leicht gebeugten Arme nach oben führen, bis die Hanteln zusammenkommen. In der Senkrechten können die Arme gestreckt sein. Dann langsam wieder auseinanderbewegen (mit leicht gebeugten Armen); gerade dieses langsame Heruntergehen macht den Haupttrainingsreiz dieser Übung aus.

Wirkung: Kräftigung der Brustmuskeln. Der Trainingsanfänger wird 36 Stunden nach dieser Übung einen deutlichen Muskelkater spüren, weil er diese Bewegung im Alltag absolut nicht gewohnt ist.

Übung 8: Gemäßigtes „Klappmesser"

Ausgangsstellung: Sie liegen auf dem Rücken (auf einer Matratze oder einem Teppich), Hände hinter den Kopf, Arme gebeugt, um die Unterschenkel tragen Sie Gewichtsmanschetten.

Übung: Das gestreckte Bein hochführen, gleichzeitig die gegenüberliegende Seite des Oberkörpers hochheben. Runterlassen, dann direkt auf der anderen Seite trainieren. Die beiden Körperseiten werden also im steten Wechsel beansprucht. Wiederholungszahl: 15- bis 25-mal pro Seite. Wenn Sie noch Trainingsanfänger sind, reichen auch erst einmal 10-mal.

Wirkung: Kräftigung der schrägen und geraden Bauchmuskeln.

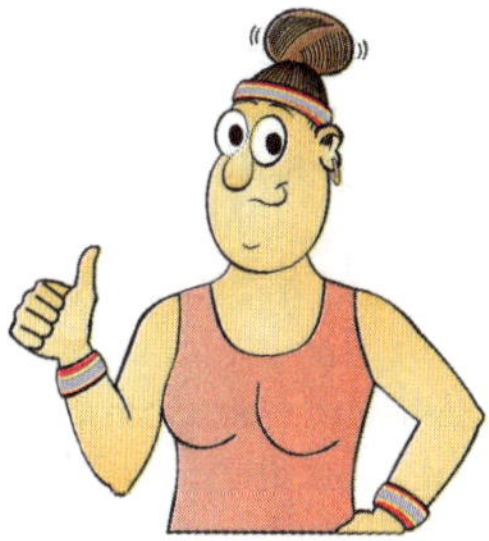

Es gibt nichts Besseres zur Kräftigung der Muskeln als ein moderates Krafttraining. Auch für Frauen wie Alma. Das Gute daran: Man kommt nicht unbedingt aus der Puste, man muss für die Kraftübungen auch kein Bewegungsgenie sein.

Dehnen statt Biegen: Bewegungstraining

Viele denken in Anbetracht gymnastischer Übungen immer noch an eine Tortur, die den menschlichen Körper zu den unmöglichsten Verrenkungen zwingt. Oder aber an ein Übungsprogramm à la Turnvater Jahn, in dem ruckartig an den Extremitäten gezogen und jeder Schmerz als Beweis für einen erfolgreichen Dehnungsreiz interpretiert wird. Diese Zeiten sind glücklicherweise vorbei. Nicht zuletzt dem Stretching ist es zu verdanken, dass gymnastisches Training ein positiveres Image bekommen hat.

Nach heutigem Kenntnisstand hat freilich auch das statische Dehnen des Stretchings wieder ausgedient, weil man festgestellt hat, dass es sich eher hemmend auf die Muskeldurchblutung auswirkt. Am besten ist es wohl, wenn man in der Gymnastik federnde und statische Elemente miteinander verbindet. Man geht also in eine bestimmte Dehnungsposition, um dort für einige Sekunden zu verharren und anschließend behutsam darin zu federn. Wichtig: Das Ganze darf keine Schmerzen bereiten. Denn selbst schwache Schmerzsignale

rauben dem Muskel bereits die für Training und Wettkampf so nötige Lockerheit.
Achten Sie bei der Gymnastik darauf, dass Sie in den Übungen nicht von Muskelgruppe zu Muskelgruppe springen, sondern systematisch vorgehen! Wenn Sie also die Halsmuskeln bearbeitet haben, sollten Sie nicht gleich zur Wade „springen“, sondern erst einmal eine benachbarte Muskelpartie wie etwa Schulter oder Brust bearbeiten. Wichtig ist auch, dass Sie möglichst keine Muskelpartie auslassen. Schließlich sollte es natürlich auch so sein, dass Sie die Gymnastikübungen korrekt ausführen. Dazu gehört, dass man sie nicht nur als Ritual herunterspult, sondern ganz bewusst darauf achtet und in seinen Körper hineinhört, ob auch wirklich der Muskel gedehnt wird, der gedehnt werden sollte. Also: Bei der Gymnastik darf es niemals hektisch zugehen.
Im Folgenden finden Sie eine Auswahl von acht Dehnungsübungen. Das Procedere ist dabei jedes Mal das gleiche: Sie gehen in die vorgeschriebene Dehnungsposition, um dort für 3 bis 5 Sekunden zu verharren und dann behutsam, in langsamen Bewegungen für 5 bis 10 Sekunden nachzufedern. 2- bis 3-mal wiederholen!

Dehnübung 1: „Kopfnicker“
Ausgangsstellung: Sie stehen in leichtem Seitgrätschstand, die Hände liegen tief im Nacken. Der Oberkörper kippt nicht nach vorne, sondern bleibt aufgerichtet.
Übung: Sie ziehen den Kopf nach vorn-unten.
Wirkung: Dehnung der hinteren Nackenmuskeln.

Dehnübung 2: „Kopfneiger“
Ausgangsstellung: Sie stehen wie bei Übung 1 in leichtem Seitgrätschstand.
Übung: Die linke Hand zieht den Kopf in Seitneigung, der rechte Arm wird zum Boden gestreckt. Achten Sie darauf,

dass Ihr Oberkörper nicht seitlich abkippt! Anschließend die Seite wechseln.
Wirkung: Dehnung der seitlichen Nackenmuskeln.

Dehnübung 3: „Körperneiger“
Ausgangsstellung: Sie stehen in leichtem Seitgrätschstand. Arme hoch, die linke Hand am rechten Ellbogen.
Übung: Der Rumpf wird zur linken Seite gebeugt, die linke Hand zieht am rechten Ellbogen, um die Rumpfbeugung zu verstärken. Achtung: Nicht mit dem Oberkörper nach vorne kippen! Dann die Seite wechseln.
Wirkung: Dehnung der seitlichen Rumpfmuskulatur und der Schulterblattheber.

Dehnübung 4: Ausfallschritt

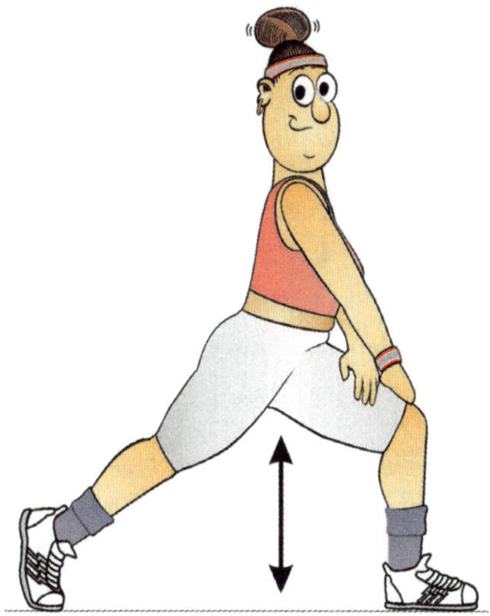

Ausgangsstellung: Sie stehen im Schritt, Füße zeigen beide nach vorn.
Übung: Die Hüfte schiebt nach vorn und wird in gestreckter Position fixiert. Sie müssen das Gefühl haben, als würde der hintere Oberschenkel in der Hüfte nach vorne durchsacken. Wenn Sie dann die Dehnung im Oberschenkel spüren, ziehen Sie die Schultern bewusst nach hinten. In diesem Moment werden Sie auch eine Dehnung in den Bauchmuskeln spüren.
Wirkung: Dehnung der Hüftbeugemuskeln und der Bauchmuskeln.

Dehnübung 5: Körperverlagerung seitwärts

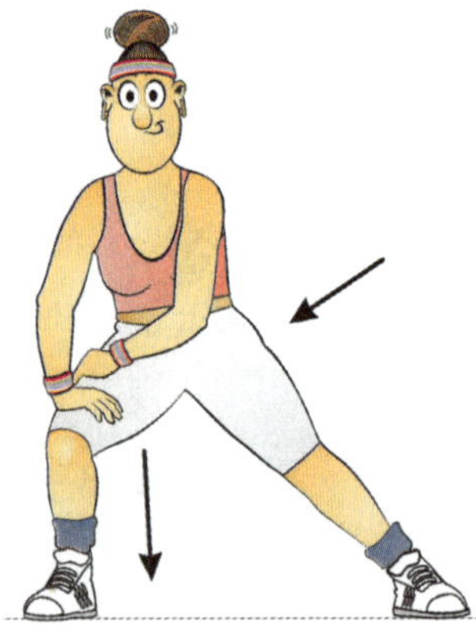

Ausgangsstellung: Sie stehen im Seitgrätschstand, Beine etwas über Schulterbreite geöffnet.
Übung: Sie verlagern Ihr Gewicht auf ein Bein, bis etwa eine halbe Kniebeuge erreicht ist. Wichtig: Der Oberkörper kippt nicht nach vorne, die Hüfte knickt nicht ein. Wenn Sie das Gewicht verlagern, lassen Sie das gestreckte Bein im Hüftgelenk locker nach unten sacken.
Wirkung: Dehnung der inneren Oberschenkelmuskeln (Adduktoren).

Dehnübung 6: „Hundespreizer“, liegend

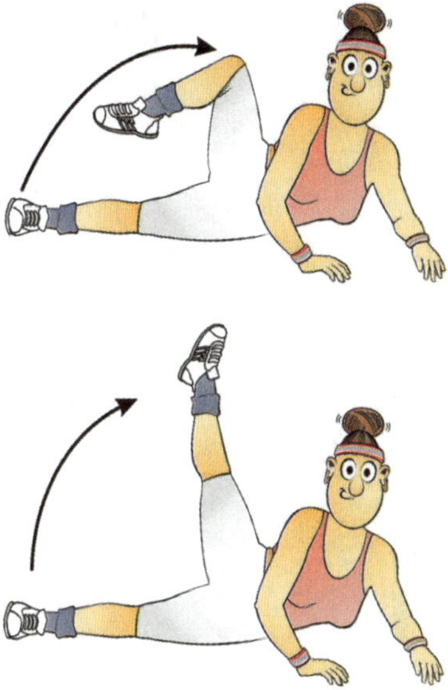

Ausgangsstellung: Sie liegen in Seitposition, Oberkörper stützt auf dem Unterarm, das obere Bein ist ausgedreht, sodass die Fußspitze nach oben zeigt. Im fortgeschritteneren Stadium können Sie Gewichtsmanschetten an den Füßen befestigen.
Übung: Erst das obere Bein im gebeugten Zustand nach oben führen, danach wieder zurück. Dann das gestreckte Bein nach oben führen, danach wieder zurück. Immer wieder ein wenig nachfedern. Erst 3 bis 5 Wiederholungen auf der einen Seite, dann umdrehen und die andere Seite trainieren.
Wirkung: Einerseits Kräftigung der außenseitlichen Hüft- und Oberschenkelmuskeln, andererseits Dehnung der Gesäßmuskeln und der hinteren Oberschenkelmuskeln.

Dehnübung 7: „Hinterer Oberschenkelbeißer"

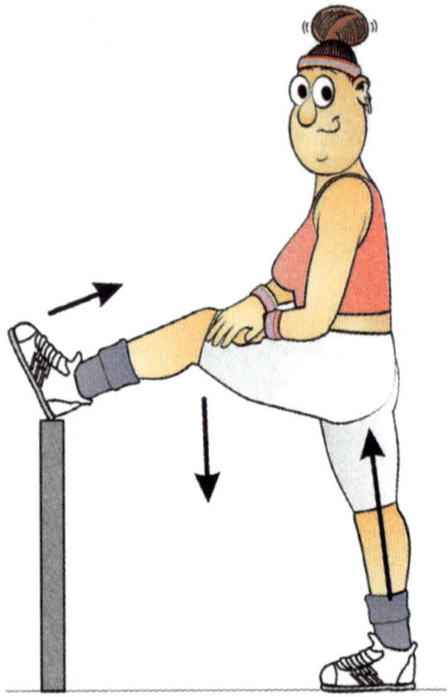

Ausgangsstellung: Ein Bein ist auf einer Bande oder einer Parkbank abgestützt, oder es wird vom Partner festgehalten. Nicht zu hoch, es reicht, das Bein auf Kniehöhe zu halten! Das Standbein ist gerade durchgedrückt, der Fuß zeigt mit der Spitze nach vorn.
Übung: Ziehen Sie die Fußspitze des aufgelegten Beins an (hier spüren Sie bereits eine deutliche Dehnung der Wadenmuskulatur), dann wird das Knie gestreckt. Sie können die Kniestreckung durch Auflegen der Hände verstärken. Wichtig: Der Fuß des Standbeins darf nicht nach außen zeigen, das Standbein darf in der Hüfte keine Chance haben, der Streckung auszuweichen!
Wirkung: Dehnung von Wade und hinterer Oberschenkelmuskulatur.

Dehnübung 8: „Wadenbeißer"
Ausgangsstellung: Sie stehen wieder im Ausfallschritt (wie Übung 4).
Übung: Der vordere Stützfuß wird gerade aufgesetzt, die Ferse des hinteren Fußes wird nach unten gedrückt, das hintere Bein durchgestreckt. Wichtig: Das hintere Bein darf nicht nach außen verdreht werden. Übrigens: Wenn Sie jetzt das hintere Bein in der Hüfte intensiv nach vorn-unten sacken lassen, dehnen Sie dort auch die Hüftbeugemuskulatur.
Wirkung: Dehnung der Wadenmuskeln.

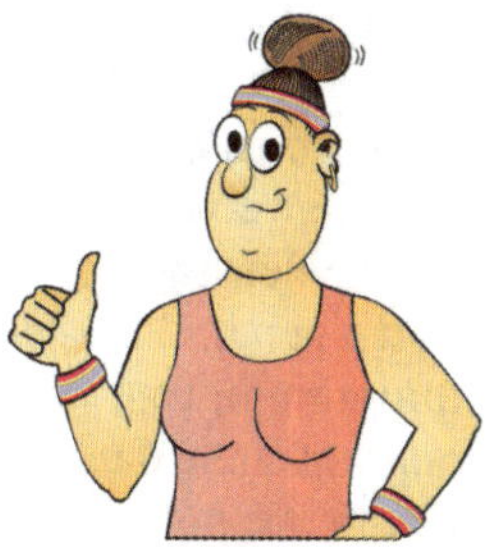

Im Laufe der Jahre werden nun einmal die Muskeln immer kürzer. Dies kann man am besten mit einem Dehnungsprogramm ausgleichen. Achten Sie jedoch darauf, dass es niemals wirklich weh tut, wenn Sie dehnen. Denn das führt nur dazu, dass Ihre Muskeln „zumachen" und sich nicht mehr richtig dehnen lassen. Es reicht aus, wenn Sie bei den Übungen einen erträglichen Dehnungsreiz spüren.

Optimal: Kombinieren Sie!
Sportmediziner raten seit jeher, nicht nur eine Sportart zu betreiben, sondern mehrere Disziplinen miteinander zu kombinieren. Wobei die jeweiligen Disziplinen unterschiedliche Belastungsschwerpunkte haben sollten, damit der Orga-

nismus ein möglichst breites Reiz-Sortiment erhält und sich dadurch konditionell mehrgleisig entwickeln kann.
Lassen Sie sich nicht von irgendwelchen selbst ernannten „Spezialisten“ weismachen, dass eine bestimmte Sportart die allein Seligmachende sei! Es gibt nur wenige Disziplinen, die wirklich sämtliche gesundheitsfördernde Konditionseigenschaften – von der Beweglichkeit über die Kraft bis zur Ausdauer – optimal und ausgewogen trainieren.
Für den Ausgleichssportler ist daher ratsam, sich in mehreren Disziplinen zu betätigen. Dazu ist es allerdings notwendig, dass man auch wirklich zweimal pro Woche trainiert, am besten sind sogar drei Einheiten die Woche. Eine Möglichkeit ist dann, dass Sie diejenige Sportart, die Ihnen am meisten gefällt, als Basis-Disziplin betrachten. Wenn Sie also gerne joggen, dann sollten Sie auch an jedem Ihrer beiden Trainingstage joggen gehen, beispielsweise für 20 Minuten. Im Anschluss daran kann an dem einen Tag ein kurzes Krafttraining von 20 bis 30 Minuten erfolgen und an dem anderen ein ähnlich langes Gymnastikprogramm. Und wenn Sie gerne Krafttraining als Basis-Sportart machen, dann sollte dies ebenfalls an jedem Ihrer beiden Trainingstage geschehen, das an dem einen Tag mit Jogging und an dem anderen mit Gymnastik kombiniert wird.
In welcher Reihenfolge Sie übrigens Ihre Sportarten an einem Tag kombinieren, ist für den Ausgleichssport nicht von so großer Bedeutung wie beim Leistungssport. Nichtsdestoweniger sollte man allerdings eine Sache bedenken: Jogging und Gymnastik sind immer ein gutes Aufwärmprogramm, sie sollten daher möglichst am Beginn einer Trainingseinheit stehen.
Wenn Sie mit Ihrem Training ein bestimmtes Ziel verfolgen, beispielsweise ein Fatburning oder einen Anreiz für Ihr Herz-Kreislauf-System, muss sich die Kombination der Sportarten nach diesen Zielen richten. In diesem Fall sollten Sie sich die folgenden Kapitel sorgfältig durchlesen.

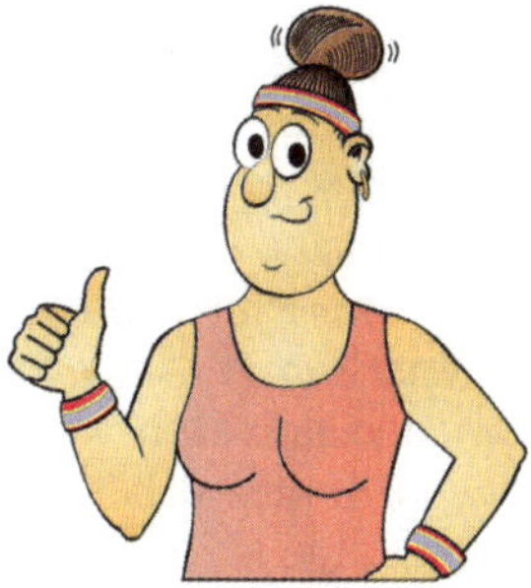

Kombi ist besser als Mono! Diesen Satz sollten Sie beim Sport stets beherzigen und versuchen, mehrere Disziplinen miteinander zu verbinden. Und dabei sollte die eine Disziplin schwerpunktmäßig Kraft, die andere Ausdauer und die letzte schließlich schwerpunktmäßig Beweglichkeit trainieren. Auf diese Weise bleiben Sie wirklich für immer fit.

Der Fatburner-Trainingsplan

Basissportarten sind Jogging und Walking. Und hier gilt: Kommen Sie nicht aus der Puste! Denn laut einer Untersuchung der Universität Gießen liegt der optimale Fettverbrennungspuls bei 90 bis 110 Schlägen pro Minute! Bei Werten jenseits der 130 lässt die Fettverbrennung bereits dramatisch nach. Laufen Sie daher also so langsam wie möglich, dazwischen sollte immer wieder strammes Walking eingestreut werden. Achten Sie darauf, dass Sie beim Laufen stets durch die Nase atmen können!

Kein Angst davor, dass das Jogging infolge des Übergewichts Ihren Gelenken schadet. Denn Ihre Gelenke haben sich im Laufe der Jahre ausreichend an die auf ihnen lastenden Pfunde anpassen können. Nichtsdestoweniger sollten Sie hohe Geschwindigkeiten sowie Bergauf- und Bergabläufe meiden!

Laufen Sie am besten am späten Nachmittag, noch vor dem Abendessen. Auf diese Weise nehmen Sie den Appetitzügler-Effekt des Joggens mit zum Abendessen.

Achten Sie darauf, dass Sie schön warm gekleidet sind. Der gute alte Trainingsanzug tut es also am Anfang auch, denn erst später, bei längeren Strecken, kommt es darauf an, dass Ihr Körper gut abdampfen kann.
Als Ergänzungssportart empfiehlt sich ein moderates Krafttraining. Denn nicht vergessen: Muskeln haben von sich aus einen erhöhten Kalorienbedarf, auch wenn sie im Ruhezustand sind. Die Gewichte sollten dabei möglichst leicht gewählt werden, sodass mindestens 20 (aber nicht mehr als 30!) Wiederholungen möglich sind.
Einige Heilpflanzen erbrachten in wissenschaftlichen Studien der letzten Jahre Hinweise darauf, dass sie ein Abspeckprogramm unterstützen können – etwa die Geißraute (Galega officinalis). Ihr Hauptwirkstoff ist das Galegin, der sich in Laborexperimenten als blutzuckersenkend herausstellte. Wissenschaftler der Universität Glasgow wiesen aber noch einen appetitzügelnden Effekt nach. Dosierung und Anwendung: 1 Teelöffel des Krauts mit 1 Tasse kochendem Wasser überbrühen, nach 5 bis 8 Minuten abseihen. 2 Tassen pro Tag, jeweils vor den Mahlzeiten. Als ein altes Mittel der Volksmedizin ist der – übrigens sehr angenehm schmeckende – Geißrautentee absolut risikoarm, als positive Nebenwirkung wurde lediglich beobachtet, dass er die Milchbildung stillender Mütter anregt.
Eine weitere chancenreiche Heilpflanze ist der südchinesische Oolong-Tee. Japanische Wissenschaftler verabreichten in einer Studie zwölf gesunden Männern drei Tage lang täglich einen Liter des Tees. Die Männer zeigten im Vergleich zu Testpersonen, die lediglich heißes und aromatisiertes Wasser erhielten, einen deutlich höheren Energienverbrauch, ihre Fettverbrennung war um etwa 12 Prozent höher. In einer Laborstudie blockierte Oolong-Tee außerdem die Resorption der Nahrungsfette, er mobilisiert also nicht nur die Vernichtung, sondern auch die Aufnahme der kalorienreichsten Substanzgruppe von allen Nährstoffen. Oolong-Tee wird wie

folgt zubereitet: 1 gestrichenen Teelöffel auf eine Tasse kochendes Wasser, 3 bis 4 Minuten ziehen lassen, danach abseihen. Jeweils eine Tasse zu den Mahlzeiten.

Fatburning – nur durch Keuchen und Schwitzen? Weit ge-

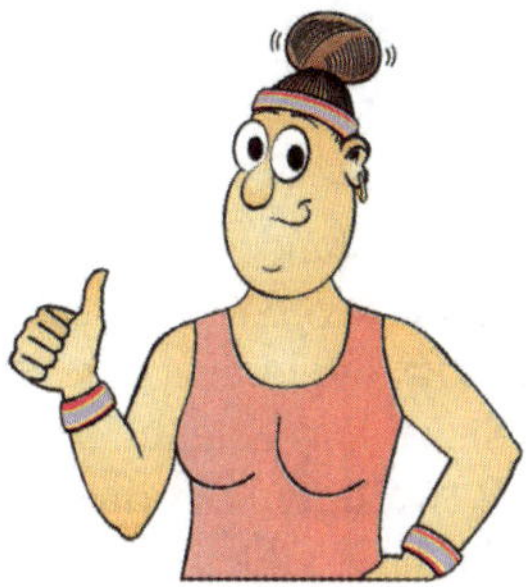

fehlt. Die Fettverbrennung ist nämlich am größten, wenn wir uns nur mäßig belasten. Dennoch gilt: Bewegung, Bewegung, Bewegung – denn sonst verharrt der Waagenzeiger dort, wo Sie ihn nicht haben wollen.

1. Woche:
2 Trainingseinheiten im Abstand von 3 Tagen, also Montag und Donnerstag, Dienstag und Freitag, Mittwoch und Samstag oder Donnerstag und Sonntag.
1. Tag: 10 bis 12 Minuten Joggen, Puls 100 bis 130 Schläge pro Minute. Achten Sie darauf, dass Sie nicht aus der Puste kommen! Nach dem Jogging ein moderates Krafttraining mit den Übungen 1, 3, 7 und 8 aus dem Kapitel „Power statt Schmerzen: Krafttraining". Bewältigen Sie diese Übungen als Zirkeltraining: Fangen Sie mit der ersten Übung an, 15 bis 20 Wiederholungen pro Seite, anschließend zur nächsten Übung, wiederum 15 bis 20 Wiederholungen pro Seite, dann zu den beiden letzten Übungen. Diesem Rundgang lassen Sie noch einen weiteren folgen. Sie machen 2 Durchgänge, die Sie möglichst ohne eine Pause absolvieren.

2. Tag: 10 bis 12 Minuten Joggen, danach noch 10 Minuten strammes Walking. Im Anschluss daran ein gezieltes Bauch- und Rückentraining. Dazu nehmen Sie die Übung 8 aus dem Kapitel „Power statt Schmerzen: Kraftraining“ sowie die Übungen 1 und 2 aus dem Kapitel „Fitnessprogramm für zu Hause“. Machen Sie von jeder Übung (im Wechsel mit der anderen Übung) 2 bis 3 Durchgänge!

2. Woche:
2 Trainingseinheiten im Abstand von 3 Tagen (siehe oben).
1 Tag: 12 bis 15 Minuten joggen, Puls 100 bis 130 Schläge pro Minute. Danach ein moderates Krafttraining mit den Übungen 3, 5, 7 und 8 aus dem Kapitel „Power statt Schmerzen: Krafttraining“. Bewältigen Sie diese Übungen wieder im Zirkeltraining (siehe oben). Dem ersten Rundgang lassen Sie noch einen weiteren folgen. Sie machen wieder 2 Durchgänge, die Sie möglichst ohne eine Pause absolvieren.
2. Tag: 12 Minuten Joggen, danach noch 12 Minuten strammes Walking. Im Anschluss daran ein gezieltes Bauch- und Rückentraining. Dazu nehmen Sie die Übung 8 aus dem Kapitel „Power statt Schmerzen: Kraftraining“ sowie die Übungen 1 und 4 aus dem Kapitel „Fitnessprogramm für zu Hause“. Machen Sie von jeder Übung (im Wechsel mit der anderen Übung) 3 Durchgänge!

3. Woche:
2 Trainingseinheiten pro Woche im Abstand von 3 Tagen (siehe oben).
1. Tag: 14 bis 16 Minuten Joggen, Puls 100 bis 130 Schläge pro Minute. Danach ein moderates Krafttraining mit den Übungen 1, 3, 7 und 8. Bewältigen Sie diese Übungen wieder im Zirkeltraining (siehe oben), diesmal allerdings mit 20 bis 25 Wiederholungen. Dem ersten Rundgang lassen Sie noch einen weiteren folgen. Sie machen also 2 Durchgänge, die Sie möglichst ohne eine Pause absolvieren.
2. Tag: 10 Minuten Joggen, 5 Minuten strammes Walking,

dann wieder 10 Minuten Joggen, und zum Schluss noch 5 Minuten strammes Walking. Zum Abschluss ein Beweglichkeitstraining mit den Übungen 1, 2, 3, 4, 5 und 7 aus dem Kapitel „Dehnen statt Biegen: Bewegungstraining".

4. Woche:
3 Trainingseinheiten pro Woche im Abstand von mindestens 2 Tagen, also Montag, Mittwoch und Freitag oder Dienstag, Donnerstag und Samstag oder Mittwoch, Freitag und Sonntag.
1. Tag: 20 Minuten Joggen, Puls nicht über 130 Schläge. Danach ein moderates Krafttraining mit den Übungen 3, 5, 7 und 8 aus dem Kapitel „Power statt Schmerzen: Krafttraining". Bewältigen Sie diese Übungen wieder im Zirkeltraining (siehe 1. Tag, 1. Woche), mit 20 bis 25 Wiederholungen. Dem ersten Rundgang lassen Sie noch einen weiteren folgen. Sie machen also 2 Durchgänge, die Sie möglichst ohne eine Pause absolvieren.
2. Tag: 8 Minuten Joggen, 4 Minuten strammes Walking, dann wieder 8 Minuten Joggen, 4 Minuten strammes Walking, und zum Schluss noch einmal 8 Minuten gemächliches Jogging. Danach ein Beweglichkeitstraining mit den Übungen 1, 2, 3, 4, 5 und 7 aus dem Kapitel „Dehnen statt Biegen: Bewegungstraining".
3. Tag: Radfahren. Möglichst eine halbe Stunde am Stück, am besten auf flacher Strecke. Zügig fahren und dabei trotzdem einen entspannten Blick auf die Landschaft werfen. Danach das Rad abstellen und etwas Beweglichkeitstraining. Diesmal mit den Übungen 1, 2, und 4 aus dem Kapitel „Fitnessprogramm für zu Hause" sowie den Übungen 2 und 4 aus dem Kapitel „Fitnessprogramm fürs Büro".

Der Gute-Laune-Trainingsplan
Aktive Menschen haben gute Laune und sind seelisch ausgeglichen, sie leiden seltener unter Depressionen und Ängsten.

Darüber hinaus aktiviert der Sport ihr Gedächtnis, denn er fördert auf dem Wege der so genannten Neuro-Plastizität die Bildung neuer Nervenzellen. Ganz zu schweigen davon, dass auch die Hirndurchblutung verbessert wird.
Die psychisch positiven Effekte des Sports fallen allerdings umso stärker aus, wenn einige Dinge beachtet werden:

1. Bewegen Sie sich viel draußen an der frischen Luft, auch bei Kälte und Regen. Denn Licht bringt der Seele Segen!
2. Verschaffen Sie sich immer wieder konkrete Erfolgserlebnisse. Setzen Sie sich realistische Ziele, laufen Sie nicht „einfach drauf los"!
3. Schaffen Sie immer wieder Abwechselung im Trainingsprogramm!
4. Trainieren Sie alleine, wenn Sie lieber allein als in der Gruppe laufen. Suchen Sie sich Trainingspartner, wenn Sie lieber in der Gruppe trainieren. In jedem Falle sollten Sie keine Kompromisse eingehen. Denn der Stimmung tut es nicht gut, wenn Sie Ihre Sporttermine nur noch als lästige Pflicht ansehen.
5. Legen Sie Ihre Termine fest wie Beton! Sagen Sie Ihr Training wirklich nur im absoluten Notfall ab. Denn nur so schaffen Sie die Rituale, die einem labilen Menschen Halt geben.
6. Trainieren Sie auch, wenn Sie sich nicht gut fühlen, wenn sich also Ihre Beine schwer anfühlen oder Sie einfach keine Lust haben. Sie können ja das Tempo drosseln (Sie glauben gar nicht, wie langsam man laufen kann) oder die Gewichte im Krafttraining reduzieren. Manchmal tut es einfach nur gut, in die Gegend hineinzulaufen, ohne zu wissen, wo es gerade hingeht. Achten Sie jedoch dabei, dass Ihr Tempo schön langsam bleibt!

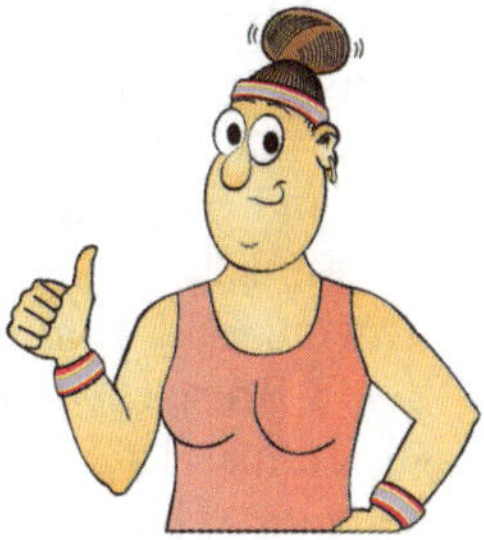

Sport schafft gute Laune! Nicht nur, weil man sich durch ihn gesundheitlich besser fühlt. Durch regelmäßige Bewegung werden in unserem Körper auch zahlreiche physiologische Vorgänge initiiert, die wie eine sanfte und dauerhafte Aufputschpille auf uns wirken.

1. Woche:
2 Trainingseinheiten im Abstand von 3 Tagen, also Montag und Donnerstag, Dienstag und Freitag, Mittwoch und Samstag oder Donnerstag und Sonntag.
1. Tag: 12 bis 15 Minuten Joggen, in moderatem Tempo, Puls nicht über 140 Schläge pro Minute. Danach ein Bewegungstraining mit den Übungen 1, 2, 3, 4, 5 und 7 aus dem Kapitel „Dehnen statt Biegen: Bewegungstraining".
2. Tag: Gehen Sie ins Schwimmbad. Dort erst einmal 10 Minuten in zügigem Tempo Brustschwimmen, danach eine kleine Pause. Dann noch einmal 15 Minuten Brustschwimmen, die letzten drei Minuten etwas zügiger, gewissermaßen als Endspurt.

2. Woche:
2 Trainingseinheiten im Abstand von 3 Tagen (siehe oben).
1. Tag: Intervall-Läufe. Also erst einmal 5 Minuten in sehr langsamem Tempo joggen, dann 5 Minuten in etwas schnellerem Tempo. Anschließend 5 Minuten strammes Walking,

gefolgt von 5 Minuten langsamem Joggen, zum Schluss noch einmal – gewissermaßen als Endspurt – 5 Minuten schnelleres Joggen. Zum Abschluss ein Beweglichkeitstraining mit den Übungen 1, 2, 3, 4, 5 und 6 aus dem Kapitel „Dehnen statt Biegen: Bewegungstraining".
2. Tag: Gehen Sie ins Schwimmbad. Dort erst einmal 10 Minuten in moderatem Tempo Brustschwimmen, danach eine kleine Pause. Dann noch einmal 10 Minuten Schwimmen, wieder eine kleine Pause, zum Schluss noch einmal 10 Minuten Schwimmen, die letzten drei Minuten etwas zügiger, gewissermaßen als Endspurt.

3. Woche:
2 Trainingseinheiten im Abstand von 3 Tagen (siehe oben).
1. Tag: Radfahren. Möglichst eine halbe Stunde am Stück, am besten auf flacher Strecke. Sie brauchen nicht auf Lance Armstrong zu machen, es reicht, wenn Sie zügig fahren und dabei noch einen entspannten Blick auf die Landschaft werfen können. Danach das Rad abstellen und etwas Beweglichkeitstraining. Diesmal mit den Übungen 1, 2 und 4 aus dem Kapitel „Fitnessprogramm für zu Hause" sowie den Übungen 2 und 4 aus dem Kapitel „Fitnessprogramm fürs Büro".
2. Tag: 15 bis 18 Minuten Joggen, in moderatem Tempo, Puls nicht über 140 Schläge pro Minute. Danach ein Bewegungstraining mit den Übungen 1, 2, 3, 4, 5 und 7 aus dem Kapitel „Dehnen statt Biegen: Bewegungstraining".

4. Woche:
3 Trainingseinheiten im Abstand von mindestens 2 Tagen, also Montag, Mittwoch und Freitag oder Dienstag, Donnerstag und Samstag oder Mittwoch, Freitag und Sonntag.
1. Tag: Radfahren. Möglichst eine halbe Stunde am Stück, am besten auf flacher Strecke. Versuchen Sie jetzt, einige Tempowechsel einzubauen. Danach das Rad abstellen und etwas Beweglichkeitstraining. Diesmal mit den Übungen 2

und 4 aus dem Kapitel „Fitnessprogramm für zu Hause" sowie den Übungen 1, 2 und 4 aus dem Kapitel „Fitnessprogramm fürs Büro".
2. Tag: 18 bis 20 Minuten Joggen, in moderatem Tempo, Puls nicht über 140 Schläge pro Minute. Danach ein Bewegungstraining mit den Übungen 1, 2, 3, 4, 5 und 7 aus dem Kapitel „Dehnen statt Biegen: Bewegungstraining".
3. Tag: Gehen Sie ins Schwimmbad. Dort erst einmal 10 Minuten in moderatem Tempo Brustschwimmen, danach eine kleine Pause. Dann noch einmal 10 Minuten Schwimmen, wieder eine kleine Pause, zum Schluss noch einmal 10 Minuten Schwimmen, die letzten drei Minuten etwas zügiger, gewissermaßen als Endspurt.

Der Herz-Kreislauf-Trainingsplan
Dass Bewegungsmangel und Herzerkrankungen einen engen Zusammenhang haben, ist schon länger bekannt. „Couch-Potatoes" haben ein deutlich erhöhtes Risiko für Erkrankungen wie etwa Schlaganfall und Herzinfarkt.
Es wäre jedoch ein Fehler, darauf im Umkehrschluss schließen zu wollen, dass das kardiologische Risiko desto mehr sinkt, je mehr Sport man betreibt. Im Gegenteil: Auf den mittlerweile zum Massen-Event gewordenen Marathonläufen kippen immer wieder Athleten mit plötzlichen Herzattacken zusammen, weil sie sich zu viel zugemutet haben oder ein krankes Herz hatten, ohne etwas davon zu wissen.
Darüber hinaus haben nicht alle Sportarten in demselben Maße einen Vorbeuge-Effekt für Herz und Kreislauf. Krafttraining oder Gymnastik etwa trainieren den Herzmuskel nur relativ mäßig, und wer Fußball spielt und dabei von den 90 Minuten die meiste Zeit den Stehgeiger mimt, dafür aber nach dem Duschen mit den Fußballerkumpels an der Theke eine dritte Halbzeit ranhängt (oft auch mit Verlängerung!), arbeitet eher auf eine Trinkerleber als auf ein Sportlerherz hin.

Fazit: Es ist nicht das harte, sondern das regelmäßige und korrekt ausgeführte Training in echten *Ausdauersportarten*, das Herz und Kreislauf trainiert. Außerdem sollten Sie sich vor einem kardiologischen Trainingsprogramm die Frage stellen: Warum wollen Sie überhaupt Sport für Herz und Kreislauf machen? Spüren Sie etwa schon ein Pulsstolpern, ein Stechen im Brustkorb oder ein anderes Herzproblem? In diesen Fällen sollte Sie der erste Weg zunächst zum Arzt führen und nicht auf die Laufbahn.

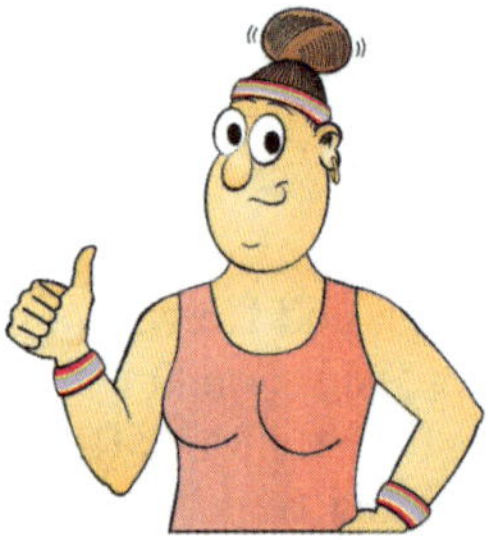

Wer etwas für Herz und Kreislauf tun will, muss die Ausdauer trainieren. Doch das bedeutet nicht zwangsläufig Schweiß und Tränen. Im Gegenteil! Nur regelmäßige und moderate Belastungen helfen Ihrem Herz auf die Sprünge, während ihm der plötzliche Einstieg in hohe Belastungen möglicherweise zu viel zumutet.

1. Woche:
2 Trainingseinheiten im Abstand von 3 Tagen, also Montag und Donnerstag, Dienstag und Freitag, Mittwoch und Samstag oder Donnerstag und Sonntag.
1. Tag: 10 bis 12 Minuten Joggen, Puls 120 bis 140 pro Minute. Achten Sie darauf, dass Sie tief ein- und ausatmen, aber nicht übermäßig aus der Puste kommen! Nach dem Jogging ein moderates Krafttraining mit den Übungen 1, 3, 7 und 8

aus dem Kapitel „Power statt Schmerzen: Krafttraining“. Bewältigen Sie diese Übungen als Zirkeltraining mit *sehr leichten Gewichten.* Also fangen Sie an mit der ersten Übung, 20 bis 25 Wiederholungen pro Seite, anschließend zur nächsten Übung, wiederum 20 bis 25 Wiederholungen pro Seite, dann zu den beiden letzten Übungen. Diesem Rundgang lassen Sie noch einen weiteren folgen. Sie machen also 2 Durchgänge, die Sie möglichst ohne eine längere Pause absolvieren.
2. Tag: 10 Minuten Joggen, danach noch 10 Minuten strammes Walking. Im Anschluss daran ein gezieltes Bauch- und Rückentraining. Dazu nehmen Sie die Übung 8 aus dem Kapitel „Power statt Schmerzen: Kraftraining“ sowie die Übung 1 aus dem Kapitel „Fitnessprogramm für zu Hause“, den „Katzenbuckel“. Machen Sie von jeder Übung (im Wechsel mit der anderen Übung) 2 bis 3 Durchgänge!

2. Woche:
2 Trainingseinheiten im Abstand von 3 Tagen (siehe oben).
1. Tag: 12 bis 15 Minuten Joggen, Puls 120 bis 140 pro Minute. Nach dem Jogging ein moderates Krafttraining mit den Übungen 2, 4, 6 und 7 aus dem Kapitel „Power statt Schmerzen: Krafttraining“. Achten Sie wieder darauf, *sehr leichte Gewichte* zu nehmen, die mindestens 20 (aber nicht mehr als 30!) Wiederholungen zulassen. Durchführung wiederum im Zirkeltraining (siehe oben), 2 Durchgänge.
2. Tag: Gehen Sie ins Schwimmbad. Erst 10 Minuten Brustschwimmen, dann eine kleine Pause, und schließlich noch einmal 15 Minuten schwimmen, die letzte Minute im Tempo anziehen, gewissermaßen als Endspurt.

3. Woche
2 Trainingseinheiten im Abstand von 3 Tagen (siehe oben).
1. Tag: 15 bis 18 Minuten joggen, Puls 120 bis 140 pro Minute. Danach ein moderates Krafttraining mit *sehr leichten Gewichten*, die mindestens 20 (aber nicht mehr als 30!)

Wiederholungen zulassen. Bedenken Sie aber, dass sich nach Ihren ersten beiden Trainingswochen ein Trainingseffekt eingestellt hat und Sie dementsprechend etwas höhere Gewichte als noch zu Anfang wählen müssen. Als Übungen nehmen Sie wieder 1, 3, 7 und 8 aus dem Kapitel „Power statt Schmerzen: Krafttraining", wiederum im Zirkeltraining mit 2 Durchgängen.
2. Tag: Gehen Sie ins Schwimmbad. Erst 12 Minuten Brustschwimmen, dann eine kleine Pause, und schließlich noch einmal 18 Minuten. Macht summa summarum 30 Minuten.

4. Woche
3 Trainingseinheiten im Abstand von mindestens 2 Tagen, also Montag, Mittwoch und Freitag oder Dienstag, Donnerstag und Samstag oder Mittwoch, Freitag und Sonntag.
1. Tag: Jetzt kommt erstmals das Radfahren dran. Fahren Sie möglichst eine halbe Stunde am Stück, am besten auf ebener Strecke. Danach das Rad abstellen und etwas Beweglichkeitstraining. Mit den Übungen 2 und 4 aus dem Kapitel „Fitnessprogramm für zu Hause" sowie den Übungen 1, 2 und 4 aus dem Kapitel „Fitnessprogramm fürs Büro".
2. Tag: Schwimmen. Erst 12 Minuten Brustschwimmen, dann eine kleine Pause, und schließlich noch einmal 18 Minuten. Bauen Sie immer mal wieder einen Tempowechsel ein.
3. Tag: 18 bis 20 Minuten Joggen, Puls 120 bis 140 pro Minute. Danach ein moderates Krafttraining mit den Übungen 2, 4, 6 und 7 aus dem Kapitel „Power statt Schmerzen: Krafttraining". Mit leichten Gewichten, die mindestens 20 (aber nicht mehr als 30!) Wiederholungen zulassen. Durchführung wiederum im Zirkeltraining (siehe oben), 2 Durchgänge.

Der Trainingsplan für den gesunden Rücken
80 bis 90 Prozent aller Bundesbürger leiden mindestens einmal in ihrem Leben an Rückenbeschwerden, die Kosten für

Behandlung und Krankengeld durch Rückenschmerzen belaufen sich auf fast 20 Milliarden Euro pro Jahr. Eine echte Volkskrankheit also.
Die Hauptursachen für Rückenschmerzen sind Übergewicht, Bewegungsmangel – und die Psyche. So fand eine Untersuchung der Universität Halle heraus, dass sich unter Rückenpatienten besonders viele „fröhliche und depressive Durchhalter“ befinden. Darunter versteht die medizinische Psychologie Menschen, die Probleme – und auch Schmerzen – gerne verdrängen. Während der „fröhliche Durchhalter“ seinen Kummer mit vordergründiger Lockerheit und Glückseligkeit überspielt, neigen die „depressiven Durchhalter“ zu Fatalismus, nach dem Motto: Was soll man schon machen, dagegen kann man ohnehin nichts ausrichten. Untersuchen Sie einmal Ihr Verhalten in diese Richtung! Vielleicht ist es ja notwendig, dass Sie ein konstruktiveres und realistischeres Verhältnis zu den Belastungen in Ihrem Leben aufbauen.
Ursache Nr. 1 für Rückenschmerzen ist jedoch der Bewegungsmangel. Der moderne Büromensch kommt in seinem Arbeitsleben auf etwa 80 000 Stunden, in denen er sitzt. Das bedeutet nicht nur eine chronisch falsche Belastung der Wirbelsäule, die biologisch eigentlich gar nicht auf das Sitzen auf einem Stuhl ausgerichtet ist, es führt auch zu negativen Effekten auf das Muskelkorsett, das den Körper in der statisch korrekten Balance hält: die tiefen Rückenmuskeln sowie die Muskeln im vorderen Becken verkürzen sich, während die Bauch- und Gesäßmuskeln an Spannung verlieren. In der Folge entstehen ungünstige Zugbelastungen an der Wirbelsäule, außerdem geht dem Körper die Fähigkeit verloren, ungünstige Umwelteinflüsse wie etwa Stöße beim Autofahren und Treppablaufen ausreichend abzufedern. Es muss daher das Ziel sein, mit regelmäßiger und rückenfreundlicher Bewegung die muskuläre Dysbalance zu korrigieren.

1. Woche:
2 Trainingseinheiten im Abstand von 3 Tagen, also Montag und Donnerstag, Dienstag und Freitag, Mittwoch und Samstag oder Donnerstag und Sonntag.
1. Tag: 12 Minuten Jogging, sehr moderates Tempo, Puls 120 bis 140 Schläge die Minute. Anschließend Gymnastik mit den Übungen 1, 2, 3 und 4 aus dem Kapitel „Dehnen statt Biegen: Bewegungstraining“ und den Übungen 1, 2 und 4 aus dem Kapitel „Fitnessprogramm für zu Hause“.
2. Tag: 12 Minuten Jogging. Moderates Tempo, 120 bis 140 Pulsschläge pro Minute. Anschließend ein Gymnastik-Kraft-Programm mit den Übungen 4, 5, 6 und 7 aus dem Kapitel „Dehnen statt Biegen: Bewegungstraining“ und den Übungen 1, 3 und 5 aus dem Kapitel „Power statt Schmerzen: Krafttraining“.

2. Woche:
2 Trainingseinheiten im Abstand von 3 Tagen (siehe oben).
1. Tag: 15 Minuten Jogging, Puls 120 bis 140 Schläge pro Minute. Dann Gymnastik mit den Übungen 3, 4, 5, 6, 7 und 8 aus dem Kapitel „Dehnen statt Biegen: Bewegungstraining“.
2. Tag: 15 Minuten Jogging, Puls 120 bis 140 Schläge pro Minute. Anschließend ein Gymnastik-Kraft-Training mit den Übungen 1, 2, 3 und 4 aus dem Kapitel „Dehnen statt Biegen: Bewegungstraining“ und den Einheiten 2, 4 und 8 aus dem Kapitel „Power statt Schmerzen: Krafttraining“.

3. Woche:
3 Trainingseinheiten im Abstand von mindestens 2 Tagen, also Montag, Mittwoch und Freitag oder Dienstag, Donnerstag und Samstag oder Mittwoch, Freitag und Sonntag.
1. Tag: Schwimmen. Sie beginnen mit 10 Minuten flottem Brustschwimmen, danach eine kleine Pause. Zum Schluss noch einmal 15 Minuten Brustschwimmen. Wenn es geht,

können Sie auch die eine oder andere Bahn Rückenschwimmen einstreuen.
2. Tag: 15 Minuten Jogging, Puls 120 bis 140 Schläge die Minute. Anschließend Gymnastik mit den Übungen 1, 2, 3 und 4 aus dem Kapitel „Dehnen statt Biegen: Bewegungstraining“ und den Übungen 1, 2 und 4 aus dem Kapitel „Fitnessprogramm für zu Hause“.
3. Tag: 15 Minuten Jogging. Immer noch moderates Tempo. Anschließend ein Gymnastik-Kraft-Programm mit den Übungen 4, 5, 6 und 7 aus dem Kapitel „Dehnen statt Biegen: Bewegungstraining“ und den Übungen 1, 3 und 5 aus dem Kapitel „Power statt Schmerzen: Krafttraining“.

4. Woche:
1. Tag: Schwimmen. Sie beginnen mit 12 Minuten flottem Brustschwimmen, danach eine kleine Pause. Zum Schluss noch einmal 15 Minuten Brustschwimmen, wenn es geht, können Sie auch die eine oder andere Bahn Rückenschwimmen einstreuen.
2. Tag: 15 Minuten Jogging, Puls 120 bis 140 Schläge pro Minute. Dann Gymnastik mit den Übungen 3, 4, 5, 6, 7 und 8 aus dem Kapitel „Dehnen statt Biegen: Bewegungstraining“.
3. Tag: 15 Minuten Jogging, Puls 120 bis 140 Schläge pro Minute. Anschließend ein Gymnastik-Kraft-Training mit den Übungen 4, 5, 6 und 7 aus dem Kapitel „Dehnen statt Biegen: Bewegungstraining“ und den Einheiten 2, 4 und 8 aus dem Kapitel „Power statt Schmerzen: Krafttraining“.